ACTA NEUROCHIRURGICA / SUPPLEMENTUM XVII

Atemstörungen bei intrakraniellen Massenverschiebungen

Ein klinischer und tierexperimenteller Beitrag
zur Klärung lokalisatorischer Fragen bei Hirnstammläsionen
mit Störungen der zentralen Atemregulation

Von

Dr. Wolfgang Seeger

Privatdozent an der Neurochirurgischen Universitätsklinik Gießen
(Direktor: Prof. Dr. H. W. Pia)

Mit 65 Abbildungen

1968

SPRINGER-VERLAG / WIEN · NEW YORK

Habilitationsschrift zur Erlangung der Venia legendi
an der Medizinischen Fakultät der Justus-Liebig-Universität
Gießen 1966

ISBN 978-3-7091-3131-2   ISBN 978-3-7091-3132-9 (eBook)
DOI 10.1007/978-3-7091-3132-9

Titel Nr. 9235

Geleitwort

Die im Gefolge intrakranieller Drucksteigerung und zerebraler Zirkulationsstörungen auftretenden, nicht selten lebensentscheidenden zentral-vegetativen Dysregulationen sind in wesentlichen Fragen von Ätiologie, Pathogenese und topischer Zuordnung ungeklärt und umstritten. Bei den gesicherten morphologischen Schäden am oralen und caudalen Hirnstamm und ihren klinischen Ausfallerscheinungen waren gleichfalls für die zentralen Regulationen spezifische Schädigungsmuster zu erwarten.

Die vorliegende Monographie über die zentralen Atemstörungen entstand im Rahmen einer umfassenden Untersuchung der Neurochirurgischen Universitätsklinik Gießen über zentrale Dysregulationen.

Die als wesentliches Ergebnis der klinischen und experimentellen Untersuchung herausgestellten Befunde unterstreichen auch für die Atmung eine kennzeichnende bulbo-pontin, mesencephalo-hypothalamisch und diffus angreifende Schädigung. Sie stehen in guter Übereinstimmung mit den morphologischen und klinischen Befunden.

Entscheidende Bedeutung kommt der Entwicklung eines für den Routineeinsatz brauchbaren Spirographen und eines Untersuchungsganges mit Ruheatmung und spezifischen Belastungsprüfungen sowie Blutgasanalysen zu. Über die grundlegenden Befunde zur Pathophysiologie zentraler Atemstörungen hinaus konnten auf diese Weise wertvolle klinische Erkenntnisse erarbeitet werden. Nicht nachweisbare, latente Atmungsstörungen können mit Hilfe der Belastungsprüfungen aufgedeckt werden und weisen auf Art und Sitz der Schädigung hin. Bedrohliche allgemeine und lokalisierte Hirnstamm-Läsionen können im Frühstadium erfaßt werden. Der sofortige Einsatz für den zentral-dysregulierten Atmungstypus spezifischer Maßnahmen ist möglich geworden und kann die Ausbildung einer vitalen Dekompensation verhindern.

Die Monographie stellt einen wichtigen Beitrag zur Pathophysiologie, Lokalisation, Früherkennung und Behandlung zentraler Atemstörungen dar.

Gießen, im September 1968

H. W. Pia

Danksagung

Für die Einführung in die Problematik intrakranieller Massenverschiebungen während vieljähriger gemeinsamer klinischer Tätigkeit und die Hinführung auf die Thematik der vorliegenden Arbeit bin ich meinem Chef, Herrn Professor Dr. PIA, zu großem Dank verpflichtet. Herr Professor Dr. Dr. WASSNER, Bremen, stellte seine reichen Erfahrungen zur Verfügung und veranlaßte den Bau des verwendeten Spirometers, wofür ich ihm an dieser Stelle danken möchte. Zu ganz besonderem Dank bin ich Herrn Professor Dr. ALBERS, Bad Nauheim, verpflichtet. Er gab mir nicht nur Hinweise auf atemregulatorische Probleme und die einschlägige Literatur, sondern machte mich auch auf Grenzen der Untersuchungsmethoden aufmerksam und ermöglichte die Verbesserung der CO_2-Rückatmungsversuche. Seine Kritik während tagelanger Diskussionen war die größte Hilfe. Meinem früheren Chef, Herrn Professor Dr. VOSSSCHULTE, verdanke ich die Möglichkeit, tierexperimentelle Untersuchungen in den Räumen seiner Klinik unter Benutzung der Geräte und besonders unter Mithilfe seines Personals durchzuführen. Herr Priv.-Doz. Dr. Dr. STAMM und Herr Dr. WESEMANN ermöglichten die Mikro-Astrupmessungen, für deren Durchführung ich auch den Medizinisch-Technischen Assistentinnen, Fräulein BAUMGARTE, Fräulein HANSEL, Frau HOFMEISTER, Fräulein TÜRK, Frau VOLLMER, Frau WEINBRENNER und Fräulein WELCKER, herzlich danken möchte, zumal sie an zahllosen Tagen ihre Freizeit opferten und mit großem Interesse z. T. auch bei der Durchführung operativer Arbeiten assistierten. Die mühevollen Ausmessungen der Spirogramme übernahmen unsere Medizinisch-Technischen Assistentinnen, Fräulein HABEGGER, Fräulein PECH, Frau SCHMIDT und vor allem meine Frau. Ihnen allen möchte ich für ihre große Geduld besonders danken. Fräulein KNAPPE und Herrn WIRTH möchte ich nicht nur für die zeitraubenden Photoarbeiten, sondern auch für die Wiedergabe der Abbildungen herzlich danken. Schließlich möchte ich dem Pflegepersonal der Klinik für viele Mühen und den Tierpflegern der Chirurgischen Klinik, Herrn FINK und Herrn MAID, für ihre Hilfeleistungen bei den Tierversuchen danken.

Gießen, im September 1968

W. Seeger

Inhaltsverzeichnis

A. Einleitung

Seit über 100 Jahren ist die Bedeutung intrakranieller Drucksteigerungen und seit etwa 60 Jahren der Mechanismus intrakranieller Massenverschiebungen untersucht und diskutiert worden. Nach zahlreichen Einzelergebnissen sei auf die synoptischen Überblicke von JEFFERSON (1938) und TÖNNIS (1939), auf die Monographie von PIA (1957), Handbuchbeiträge von TÖNNIS (1959) und ZÜLCH (1959), außerdem auf Arbeiten von HEMMER (1960) und FOX (1964) verwiesen.

Dem Ausbau der neurologischen, kontrastmitteldiagnostischen und neurophysiologischen Diagnostik folgten erst im letzten Jahrzehnt eingehendere Analysen zentraler Regulationsstörungen. Die modernen Wiederbelebungsmethoden gaben den Anstoß, sich zentralen Atemstörungen mit bisher infauster Prognose zuzuwenden. Den Erfolgen ihrer symptomatischen Behandlung steht eine erhebliche Unsicherheit in der diagnostischen Beurteilung zentraler Atemstörungen gegenüber.

Bereits bei der tierexperimentellen Erforschung der Funktionsweise und Lokalisation der elementaren Atemregulationsgebiete pontomedullärer Hirnstammabschnitte blieben zahlreiche Fragen offen, wie aus der Monographie von WYSS (1964) hervorgeht. Um so mehr mußten bisher am Menschen unter weniger kontrollierbaren Bedingungen erhobene Befunde problematisch erscheinen.

Systematische Untersuchungen an einem größeren neurologischen oder neurochirurgischen Krankengut (FROWEIN 1961, UGRUYMOV 1961, 1964, PLUM und BROWN 1963) berücksichtigten aus praktischen Erwägungen heraus überwiegend schwerste zentrale Läsionen. Der Mechanismus intrakranieller Massenverschiebungen mit bevorzugter Läsion bestimmter Hirnstammabschnitte wurde bisher nicht erfaßt, obwohl seine Bedeutung für andere lebenswichtige Funktionen, etwa das Bewußtseinsverhalten, entscheidend ist.

So fehlen Bewußtseinsstörungen beim bulbären Einklemmungssyndrom und treten erst nach Einsetzen zentraler Atem- und Kreislaufstörungen auf. Bei Mittelhirneinklemmungen sind sie Früh- und Leitsymptom.

FROWEIN hatte eine statistische Relation zwischen der Häufigkeit pathologischer Formänderungen der Atmung und der Schwere der

Bewußtseinsstörungen gefunden. Er brachte dieses Verhalten der Atmung mit der Schwere der allgemeinen Hirnschädigung in Zusammenhang und rückte die Bedeutung des Kortex für das Zustandekommen einer normalen Atemregulation in den Vordergrund. Eine Abhängigkeit zentraler Atemstörungen von der Hirnlokalisation des Prozesses fand er nicht. Die Resultate von PLUM und BROWN (1963) jedoch und von UGRUYMOV (1961, 1964) schienen in Einzelbefunden auf eine Sonderstellung des kaudalen Hirnstammes hinsichtlich Veränderungen der Atemleistung und Atemform hinzudeuten. Sie entsprachen tierexperimentellen Befunden, wie sie besonders seit HOFF und BRECKENRIDGE (1949) geläufig sind. Damit bestand ein Widerspruch zu den Froweinschen Befunden. Es schien zumindest wahrscheinlich, daß die beim Menschen so charakteristische Funktionswanderung zum Kortex wie alle elementaren Regulationen auch die Atmung weniger betrifft.

Die Schwierigkeit in der topischen Zuordnung zentraler Atemstörungen beim Menschen konnte bei der Art der untersuchten Krankheitsprozesse nicht überraschen. Im Gegensatz zum physiologischen Experiment werden beim Menschen meist Kombinationen allgemeiner intrakranieller Zirkulationsstörungen mit Massenverschiebung gesehen, die zu umschriebenen Läsionen bestimmter Hirnstammabschnitte führen. Diese Hirnstammgebiete sind infolge ihrer Nachbarschaftsbeziehungen zu scharfen Knochenkanten und Duraduplikaturen besonders gefährdet. Kommt es bei diesen Läsionen zu einer stärkeren Bewußtseinstrübung, so ist diese allein in der Lage, mechanisch die Ventilation zu behindern, wenn die Tonuslosigkeit zum Zurücksinken der Zunge führt. Auch bei primär ungestörter Atemregulation sind infolge Hypoxie und Hyperkapnie sekundäre Atemstörungen zu erwarten, wodurch topische Untersuchungen zusätzlich erschwert sind.

Auf Grund der morphologischen und klinischen Befunde bei supra- und infratentoriellen Prozessen mit mesenzephalen bzw. bulbären Symptomen mußte es jedoch möglich sein, repräsentative Fälle mit zerebraler Allgemeinschädigung und solche ohne sie mit mesenzephaler bzw. bulbärer Hirnstammläsion herauszugreifen und das Verhalten der Atemregulation zu prüfen. Pulmonale und andere hirnfremde Komplikationen sowie Einwirkungen sedierender Mittel waren auszuschließen.

Da bei langsam eintretenden zerebralen Läsionen auch die Atmung lange Zeit unauffällig sein kann, mußten neben der Registrierung der Ruheatmung Belastungsprüfungen durchgeführt werden, um eine latente Bereitschaft zu zentralen Atemregulationsstörungen erfassen zu können. War schon die Beobachtung der

Ventilation unter Luftatmung systematisch nur von wenigen Autoren untersucht worden, so lagen bisher kaum Befunde unter Belastung der Atemregulation vor. FROWEIN hatte Atemformen und Atemäquivalente zwar unter Sauerstoffatmung untersucht, jedoch ohne Berücksichtigung der Luftatmung. Eine systematische Gliederung und Untersuchung der beiden großen Gruppen raumfordernder intrakranieller Prozesse, der supra- und der infratentoriellen, wurde nicht durchgeführt. Untersuchungen des initialen Ventilationsabfalls bei Sauerstoffatmung, wie er seit HECK (1942) beim Gesunden bekannt ist, standen bei zerebralen Erkrankungen oder traumatischen Läsionen bisher aus. Der CO_2-Atemantrieb wurde während der letzten Jahre von mehreren Autoren in wenigen Untersuchungen bei zerebralen Läsionen geprüft, in größerer Zahl (28 Untersuchungen) bei überwiegend schweren allgemeinen Hirnläsionen jedoch nur von FROWEIN. Entsprechend standen auch hier systematische Untersuchungen umschriebener Hirnstammläsionen aus, zumal die wenigen Befunde anderer Autoren über den kaudalen Hirnstamm fast nur Poliomyelitisfälle betrafen, deren periphere Paresen Befunde herabgesetzter CO_2-Erregbarkeit problematisch erscheinen ließen.

Hyperventilationsversuche (UGRUYMOV 1961 und 1964 sowie PLUM und BROWN 1963) hatten den Nachteil, an die aktive Mitarbeit der Kranken gebunden zu sein.

Hypoxiebelastungen sind bei der bekannten Sauerstoffmangelgefährdung des Gehirns bei zerebralen Läsionen bisher nicht durchgeführt worden.

Wir haben versucht, bestimmte Typen zentraler Atemstörungen bestimmten Hirnstammläsionen zuzuordnen. Neben der Registrierung der Luftatmung in längeren Zeitabschnitten als bisher und unter mehrfachen Kontrollen bei jeder Untersuchung beobachteten wir die Veränderung des Atemverhaltens unter der Belastung mit reinem Sauerstoff, CO_2-Retention und in tiefer Hypoxie. Diese Kombination verschiedenartiger Belastungsprüfungen ließ sicher lokalisationsspezifische Veränderungen der Atmung bei mesenzephalen bzw. bulbären Läsionen erkennen.

Ihr Vergleich mit Schlüsselfällen und gezielten tierexperimentellen Kompressionsschäden bestätigte auch für die Atmung die Sonderstellung bulbärer und mesenzephaler Hirnstammareale und ihre Modifizierung durch zentrale Hemmungs- und Bahnungsmechanismen.

B. Untersuchungen von Patienten

I. Einteilung des Krankengutes und Methodik

1. Einteilung des Krankengutes

a) Materialübersicht

Es wurden zwei Untersuchungsserien durchgeführt. Die erste Serie umfaßte 108 Patienten. 46 Kranke litten an supratentoriellen Tumoren, 30 an infratentoriellen. 2 Kranke mit Aquäduktstenosen waren den infratentoriellen Tumoren zuzurechnen. Traumatische, entzündliche und vaskuläre Hirnläsionen lagen bei 32 Patienten vor. Sie waren als diffuse Hirnläsionen zusammenzufassen.

In einer zweiten Serie wurden 17 Patienten erfaßt. 7mal lagen supratentorielle, 10mal infratentorielle Tumoren vor.

Die Zahl der Einzeluntersuchungen ist in den nachfolgenden Tabellen 1 bis 4 wiedergegeben:

Tabelle 1. *Erste Untersuchungsserie*
Spirometrische Messungen bei Luft- und Sauerstoffatmung

Hirnlokalisation der Prozesse	Zahl der Patienten	Zahl der Untersuchungen	Zeitpunkt der Untersuchung		
			präoperativ	postoperativ	
				< 1 Woche	> 1 Woche
supratentoriell	46	66	36	22	8
infratentoriell	30	55	25	19	11
diffus	32	40	—	34	6
zusammen	108	161	61	75	25

Tabelle 2. *Zweite Untersuchungsserie*
Spirometrische Messungen bei Luftatmung

Hirnlokalisation der Prozesse	Zahl der Patienten	Zahl der Untersuchungen	Zeitpunkt der Untersuchung	
			präoperativ	> 10 Tage postoperativ
supratentoriell	7	58	6	52
infratentoriell	10	95	7	88
zusammen	17	153	13	140

Spirometrische Messungen bei Luftatmung lagen somit bei insgesamt 125 Patienten in 314 Einzelmessungen vor.

Fast alle Patienten der ersten Serie wurden außerdem einem oder mehreren Sauerstoffmangel- und CO_2-Rückatmungsversuchen unterzogen:

Tabelle 3. *Spirometrische Messungen in flacher und tiefer Hypoxie*

Hirnlokalisation der Prozesse	Zahl der Patienten	Zahl der Untersuchungen	Zeitpunkt der Untersuchung		
			prä-operativ	postoperativ	
				< 1 Woche	> 1 Woche
supratentoriell	30	39	24	10	5
infratentoriell	22	37	18	11	8
diffus	24	27	—	24	3
zusammen	76	103	42	45	16

Tabelle 4. *CO_2-Rückatmungsversuche*

Hirnlokalisation der Prozesse	Zahl der Patienten	Zahl der Untersuchungen	Zeitpunkt der Untersuchung		
			prä-operativ	postoperativ	
				< 1 Woche	> 1 Woche
supratentoriell	23	36	19	13	4
infratentoriell	20	32	13	9	10
diffus	18	21	—	18	3
zusammen	61	89	32	40	17

Hinzu kommen 33 Rückatmungsversuche, die bei einem Kranken mit supratentoriellem Tumor und bei drei Kranken mit infratentoriellen Tumoren in kurzfristigen Abständen bis zur zweiten Woche nach der Operation durchgeführt wurden. Nur einer dieser Prozesse (infratentoriell) wurde mit drei Versuchen in obiger Tabelle berücksichtigt.

Damit lagen die Ergebnisse von insgesamt 119 CO_2-Rückatmungsversuchen an 64 Patienten vor.

Ergänzung der spirometrischen Messungen durch Blutgasanalysen

Nach Abschluß beider spirometrischer Untersuchungsserien wurden in ausgewählten typischen Einzelfällen zahlreiche Bestimmungen des arteriellen pH, pCO_2 und pO_2 sowie des Basenüberschusses vorgenommen.

Bei 9 Patienten wurden insgesamt 67 Blutgasanalysen während Ruheatmung bestimmt.

Bei 3 Patienten wurden insgesamt 12 CO_2-Rückatmungsversuche unter Mitbestimmung arterieller Blutgaswerte durchgeführt.

b) Art und Lokalisation der Prozesse

1. Supratentorielle Tumoren. Tumoren rostral vom Tentoriumschlitz führen zu intrakraniellen Massenverschiebungen mit Vordringen von Hirnteilen in die basalen Zisternen. Kompressionen und Verlagerungen des Hirnstamms sind die Folgen. Die typische Schädigungsform des Hirnstamms ist die *Mittelhirneinklemmung im Tentoriumschlitz.* Neurologisch weisen einseitige homolaterale und doppelseitige Pyramidenbahnzeichen und Okulomotoriusausfälle als Lokal- oder Fernsymptome auf die Läsion hin (Bailey 1951, Cushing 1901, 1903, 1910, van Gehuchten 1936, 1937, Kernohan und Woltman 1929, Olivecrona 1936, Pia 1952, 1953, 1954, 1957 — Überblick siehe dort —, 1961, Riessner und Zülch 1940, Tönnis 1938, 1945, 1950 u. a.).

Bewußtseinstrübungen mit Unruhezuständen und vegetative Enthemmungsphänomene (arterielle Drucksteigerungen und Hyperthermien) vervollständigen das klinische Bild. In fortgeschrittenen Stadien kommt es mit Kortexausfall zu extrapyramidalen Mechanismen in Form der durch Außenreize auslösbaren Streckanfälle und schließlich zur generalisierten Streckstarre. Das klinische Syndrom zeigt klare Beziehungen zu angiographischen und autoptischen Veränderungen. Es finden sich Deformierungen des Mittelhirns, Schnürungen eines oder beider Hirnschenkel, vorzugsweise median lokalisierte Haubenblutungen von Mittelhirn und Brücke (Attwater 1911), Kompressionen und Schnürungen basaler Hirnnerven sowie Anspannungen und Verlagerungen der arteriellen und venösen Gefäße im Bereich des Circulus arteriosus (Willisi).

Klinischer Verlauf und morphologisches Bild der Mittelhirneinklemmung zeigen eine Abhängigkeit von supratentorieller Lokalisation und Entstehungsgeschwindigkeit der Prozesse. Am ausgeprägtesten findet sie sich bei rasch entstehenden temporalen Prozessen. Deshalb tritt sie beim typischen posttraumatischen Epiduralhämatom fast ausnahmslos auf, sofern Diagnostik und Beseitigung nicht zu einem frühen Zeitpunkt erfolgen.

Eine geringe Tendenz zur Mittelhirneinklemmung zeigen parietale Tumoren (Pia 1957). Die Massenverschiebungen erfolgen hier in Richtung der Achse des kaudalen Hirnstamms. Es kommt dabei nicht nur zu Hirnhernien am Tentoriumrand, sondern frühzeitig zu einer starken Axialverschiebung des Hirnstamms mit Einpressung kaudaler Kleinhirnanteile in die oberen Abschnitte des Wirbelkanals, der sogenannten bulbären Einklemmung mit Tonsillendruckkonus. Plötzlicher Atemstillstand ohne vorherige Bewußtseinseintrübung findet autoptisch sein Äquivalent in Schädigungen der Medulla oblongata, nicht selten kombiniert mit blutiger Infarzierung der eingeklemmten Kleinhirntonsillen (Blackwood und Mitarbeiter 1949, Lazorthes 1955, Pia 1957 u. a.).

2. Infratentorielle Tumoren. Raumfordernde Prozesse der hinteren Schädelgrube führen im Gegensatz zu supratentoriellen ganz überwiegend zur *bulbären Hirnstammeinklemmung.* Cairns (1952) fand bei entsprechenden Verläufen von Kleinhirntumoren kaum Bewußtseinsstörungen. Wenn auch Tumoren des Hirnstamms selbst hochgradige Bewußtseinsveränderungen boten, so fand er doch bei Tumoren, vaskulären und traumatischen Läsionen der Medulla oblongata kaum Veränderungen des Bewußtseins.

Die bulbäre Hirnstammeinklemmung infratentorieller Tumoren kommt durch axiale Hirnstammkompression infolge des begleitenden Verschlußhydrozephalus zustande.

Hochsitzende Tumoren, insbesondere die spät zum Verschlußhydrozephalus führenden Akustikusneurinome, können die Cisterna ambiens tamponieren und damit zur Pressung des Mittelhirns und rostraler Ponsabschnitte führen. Ähnliche Verläufe teilten CAIRNS u. a. bei zerebellären Tumoren mit, die sich angiographisch (ECKER 1948, JOHANSON 1954) nachweisen lassen.

Alle beschriebenen Formen intrakranieller Massenverschiebungen und Hirnstammkompressionen wurden im eigenen Krankengut beobachtet.

3. Diffuse Hirnläsionen. Posttraumatische Zustände, entzündliche und vaskuläre Prozesse des Gehirns lassen sich funktionell und morphologisch hinsichtlich ihrer Hirnlokalisation schlechter als intrakranielle Tumoren abgrenzen und mußten deshalb als gesonderte Gruppe geführt werden. Im eigenen Krankengut beherrschten schwere Zeichen der zerebralen Allgemeinschädigung das klinische Bild. Bei hochgradigen intrakraniellen Drucksteigerungen bzw. allgemeinen intrakraniellen Zirkulationsstörungen waren ausgeprägte Hirnstammeinklemmungen hirnlokalisatorisch bei den beobachteten Atemstörungen nur mit Vorbehalt verwertbar.

4. Schlüsselfälle. Aus den drei Patientengruppen wurden typische Fälle herausgegriffen, bei denen umschriebene Hirnstammläsionen bestimmter Höhenlokalisation ohne ausgeprägte Allgemeinschädigung des Hirns oder diffuse Hirnläsionen unter Aussparung des Hirnstamms vorlagen.

Mittelhirnläsionen konnten mit mesenzephalen Einklemmungen supratentorieller Tumoren verglichen werden.

Fälle mit Läsion der Medulla oblongata und des kaudalen Ponsgebietes erlaubten Vergleiche mit den meist infratentoriell lokalisierten Tumoren, die bulbäre Einklemmungen verursachten.

Diffuse Hirnläsionen infolge Herzstillstandes erlaubten bei neurologisch intakten Hirnstammfunktionen einen Vergleich mit anderen diffusen Hirnschädigungen, bei denen sich die Auswirkungen der begleitenden Hirnstammläsionen nicht so gut abgrenzen ließen. In diesem Zusammenhang sei auf die von TÖNNIS und MARGUTH (1961) herausgegebene Zusammenstellung der Beiträge des Gesamtkongresses der Nervenärzte von 1959 verwiesen.

Die Gegenüberstellung einzelner besonders typischer Schlüsselfälle und der drei Patientengruppen mit Hirnstammeinklemmungen und diffusen Hirnläsionen war unerläßlich, da verschiedene Einklemmungsformen sich überschneiden und diffuse Begleitschädigungen des Gehirns bei raumfordernden Prozessen infolge allgemeiner Druckwirkungen und Zirkulationsstörungen eine Rolle spielen.

c) Schwere der Erkrankungen

2 Faktoren waren für die Beurteilung der Schweregrade der Prozesse bestimmend:

1. Schwere der allgemeinen Hirnschädigung infolge intrakranieller Drucksteigerung mit Zirkulationsverlangsamung;

2. Ausprägung der Hirnstammsymptomatik.

1. Schwere der allgemeinen Hirnschädigung. Seit NOELL und SCHNEIDER (1948), OPITZ und SCHNEIDER (1950) — Zusammenfassung siehe bei GÄNSHIRT (1957) — und angiographischen Untersuchungen insbesondere von TÖNNIS und SCHIEFER (1959) sind Zusammenhänge zwischen Hirndrucksteigerungen und Bewußtseinsstörungen, klinischem Verlauf und Prognose herausgearbeitet worden. Ein Überblick liegt auch im Handbuchbeitrag von TÖNNIS (1959) vor. PIA faßte 1961 die Zirkulationsstörungen bei Hirnstammeinklemmungen zusammen.

Im eigenen Krankengut wurden klinische, angiographische, ventrikulographische und bioptische sowie autoptische Befunde zur Beurteilung der Schweregrade einer allgemeinen Hirnschädigung herangezogen.

Eine exakte Messung der Zirkulationszeit und des intraventrikulären Drucks hätte zu weit geführt. Wir haben uns mit einer einfachen Unterteilung begnügt, die sich auf das Bewußtseinsverhalten und Symptome des gesteigerten intrakraniellen Drucks stützt.

Intrakranieller Druck („Hirndruck")

α) Fehlende Hirndrucksteigerung. Bei Tumoren entfallen die meisten präoperativen Zustände, ausgenommen supraselläre Prozesse mit ausschließlich lokalen neurologischen Herdhinweisen. Postoperativ fehlten Hirndruckerscheinungen bei infratentoriellen Prozessen mit intraventrikulären Dauerdrainagen und in Fällen, bei denen die operative Beseitigung des drucksteigernden Prozesses länger als eine Woche zurücklag und somit angenommen werden konnte (TÖNNIS), daß die postoperative Ödemphase mit intrakranieller Drucksteigerung abgeklungen war.

β) Mäßige Hirndrucksteigerung (+ in Tabellen). Wichtigste Kennzeichen waren inkonstant auftretende Kopfschmerzen, Erbrechen, Schwindelerscheinungen, Stauungspapille, Zirkulationsverlangsamung im Angiogramm bzw. Erhöhung des intraventrikulären Drucks bei Ventrikelpunktion (Ventrikulographie). Bei supratentoriellen Tumoren bestand während der postoperativen Hirnödemphase eine zumindest mäßige intrakranielle Drucksteigerung.

γ) Starke Hirndrucksteigerung (++ in Tabellen). Bei anhaltenden Kopfschmerzen, gehäuftem Erbrechen, hochgradiger Zirkulationsverlangsamung im Angiogramm bzw. hohem intraventrikulärem Druck und Koma war der Kranke dieser Gruppe zuzuordnen.

Bewußtseinsverhalten (4 Gruppen)

α) Bewußtseinsklar (in graphischer Darstellung helle Felder), örtlich und zeitlich orientiert, keine Antriebsstörung, keine Hirnleistungsschwäche.

β) Leichte Bewußtseinsstörung (¾ helle Felder). Noch orientiert, Zuwendung prompt oder leicht erschwert, Antrieb normal oder leicht herabgesetzt, leichte Hirnleistungsschwäche.

γ) Starke Bewußtseinsstörung (¾ dunkle Felder). Hochgradige Antriebsverarmung und Benommenheit. Schluckakt erhalten, ausgenommen bulbäre Läsionen mit Paresen.

δ) Koma (schwarze Felder).

2. *Hirnstammeinklemmungen.* Bei beiden Formen, der mesenzephalen und medullären (bulbären), wurde zwischen latenter (+ in Tabellen) und manifester (++ in Tabellen) Einklemmung unterschieden.

Als *latente* Mittelhirneinklemmung wurden Fälle mit anamnestischen, klinischen und kontrastmitteldiagnostischen Hinweisen auf eine Einklemmung geführt, solange kein Koma vorlag. Komatöse mit sicheren Lokal- und Fernsymptomen des Mittelhirns mußten der Gruppe *manifester Einklemmungen* zugeordnet werden.

Latente medulläre Einklemmungen waren überwiegend auf Grund der Anamnese zu diagnostizieren und wurden immer morphologisch (bioptisch oder autoptisch) gesichert. Da manifeste medulläre Einklemmungen durch Atemstillstand charakterisiert sind, waren bei diesen Fällen spirometrische Messungen nur nach operativer Beseitigung der Einklemmung möglich.

Auch Fälle mit frisch beseitigter Einklemmung wurden noch unter der Gruppe der Hirnstammeinklemmung geführt und in den Zusammenstellungen durch in Klammern gesetzte Pluszeichen hervorgehoben, falls die spirometrischen Messungen nicht länger als 48 Stunden nach der operativen Beseitigung der Einklemmung erfolgten und klinische Hinweise vorlagen.

d) Untersuchungszeitpunkt

Die Untersuchungen der ersten Serie (Hauptserie) erfolgten innerhalb drei verschiedener Phasen des Krankheitsablaufs. Sie werden in den Zusammenstellungen als *„präoperativ"*, *„innerhalb einer Woche postoperativ"* und *„über eine Woche postoperativ"* geführt. Dabei wurde für die Zeit kurz nach der Operation in der Regel der erste Tag nach dem Eingriff ausgewählt, falls mehrere Messungen vorlagen. Fortlaufende Messungen fanden gesonderte Berücksichtigung. In Ausnahmen mußte die Untersuchung aus technischen Gründen auf den Zeitraum zwischen dem 2. bis 6. Tag nach der Operation verschoben werden. Diese Ergebnisse waren nur bei komplikationslosem Verlauf zu verwerten. Der Zeitabschnitt jenseits der 1. Woche — nach Abklingen des postoperativen Hirnödems — betraf meist die 4. Woche nach dem Eingriff. Bei diffusen Hirnprozessen konnten nur zwei Zeitabschnitte —- früh und spät nach akuter Läsion oder Dekompensation zentraler Prozesse — berücksichtigt werden. In einer unserer graphischen Darstellungen (Abb. 14) haben wir den Zeitraum während der ersten Woche nach Beginn der Läsion nochmals in zwei Zeitabschnitte unterteilt, um auf eine gesonderte Darstellung fortlaufender Untersuchungen verzichten zu können.

Vollständige Untersuchungen zu allen 3 Zeitabschnitten waren manchen Schwerkranken nicht zumutbar. In anderen Fällen verhinderten akute Hirnstammeinklemmungen mit raschen operativen Konsequenzen präoperative Untersuchungen.

Periphere Ventilationsstörungen, vor allem durch Pneumonien, wurden ausgeschlossen. Spirometrisch erfaßte Pneumonien wurden zum Vergleich mit besonderer Kennzeichnung verwertet, in den tabellarischen Zusammenstellungen jedoch nicht berücksichtigt.

2. Methodik

a) Spirographie

Seit der Erfindung des Spirometers durch Hutchinson (1846) wurden zahlreiche offene und geschlossene Systeme entwickelt. Benedikt benutzte das geschlossene Prinzip, Knipping baute es weiter aus. Am gebräuchlichsten sind Almara-Spirographen.

Der von uns verwendete Zweiglockenspirograph war eine Sonderanfertigung der Firma Kipp und Zonen, Berg. Gladbach, nach detaillierten Angaben WASSNERS (Abb. 1). Um später Versuche an

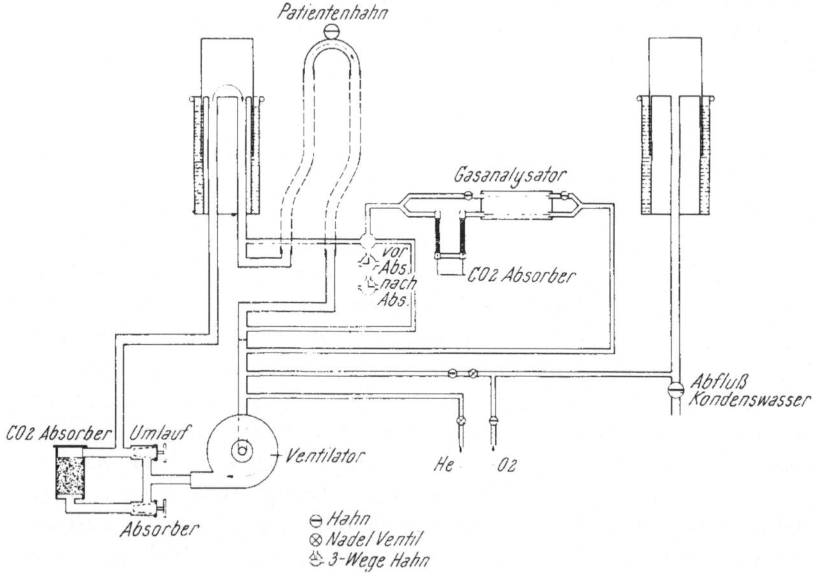

Abb. 1. Schematische Darstellung des verwendeten Spirometers (mit freundlicher Genehmigung der Firma Kipp und Zonen, Bergisch-Gladbach, und von Herrn Prof. Dr. Dr. WASSNER, Bremen)

Hunden von über 17 kg Körpergewicht durchführen zu können, wurde der Totraum klein gehalten (3,9 Liter einschließlich CO_2-Absorber). Die Hubhöhe einer Glocke pro Liter Gasvolumen betrug 33,5 mm, die Ganggeschwindigkeit 50 mm/min (und 2000 mm/min). Registriert wurde mit Tintenschreiber oder über ein Schreibsystem. Den Luftumlauf besorgte eine Ventilatorpumpe. Das verwendete Haldane-Mundstück wurde während der ein bis zwei Stunden dauernden Untersuchung zur Gewöhnung auch während der Untersuchungspausen am Patienten belassen. Ein Bypass ermöglichte eine variable fraktionierte und stufenfreie Einengung des Luftstroms zum CO_2-Absorber. Das Gerät war fahrbar. Die eingebaute Wasserwaage ermöglichte eine Justierung am Krankenbett.

Die *CO_2-Analyse* im Spirometer mit Hilfe eines Diaferometers (NOYONS 1922) zeigte bei Nachprüfungen die bekannte Genauigkeit von weniger als 0,1% Fehlerbreite.

In üblicher Weise wurde die CO_2-Konstante durch Hinzufügen bekannter CO_2-Mengen zum bekannten Spirometervolumen bei 20° Spirometertemperatur für jede Empfindlichkeitsstufe des Diaferometers bestimmt. Die Umrechnung auf andere Spirometertemperaturen erfolgte unter Berücksichtigung des um 0,7% pro Grad Celsius differierenden Verhaltens. Unter Berücksichtigung des aktuellen Barometerstandes und der Wasserdampfspannung bei Körpertemperatur erfolgte die Messung der CO_2-Werte.

Blutuntersuchungen erfolgten mit Hilfe der Mikro-Astrup-Methode (SIGGAARD-ANDERSEN 1964). Bei fortlaufenden Entnahmen während der Rückatmungsversuche wurden die Resultate mit Hilfe des Nomogramms von SINGER und HASTINGS nachgeprüft. Es war zu berücksichtigen, daß die Pufferbasen während eines kurzdauernden Rückatmungsversuchs nur geringe Verschiebungen zeigen konnten.

Die Senkung des *inspiratorischen CO_2-Gehaltes* im Spirometer wurde aus der bei Unterbrechung der CO_2-Stabilisierung resultierenden Volumenminderung der Glocke unter Berücksichtigung des Gesamtvolumens des Spirometers rechnerisch überschlagen und diaferometrisch gemessen, wobei die im geschlossenen System bei CO_2-Stabilisierung entstehende erhebliche Drift zuvor bei Luftatmung von 10minutiger Dauer bestimmt werden mußte. Bei der Ungenauigkeit der Methode im geschlossenen System haben wir sie nur bei geringen O_2-Senkungen bis 16% inspiratorisch angewandt und bei Versuchen in tiefer Hypoxie Luft-Stickstoff-Gemische mit 10% O_2 inspiratorisch atmen lassen.

Während bei geringer Hypoxie (16% O_2 inspiratorisch) unter Berücksichtigung des aktuellen Barometerstandes und der Wasserdampfspannung bei Körpertemperatur die *inspiratorische* O_2-Spannung noch oberhalb 100 mm Hg blieb, ließen sich bei 10% O_2-Senkungen der *alveolären* Sauerstoffspannung auf Werte um 35 mm Hg errechnen. Infolge Durchmischung mit der zunächst sauerstoffreicheren Alveolärluft des Untersuchten war in einem kleinen geschlossenen System bei Stabilisierung des Sauerstoffgehaltes nicht mit einer so tiefen Sauerstoffsenkung zu rechnen. Bei Hunden wurden wiederholt polarographisch[1] die *arteriellen* Sauerstoffwerte in verschiedenen Hypoxiestufen bestimmt. Sie sanken vor Beendigung des Hypoxieversuchs nie tiefer als 50 mm Hg ab. Da keine quantitativen Sauerstoffmangelantriebe, sondern nur qualitative Formänderungen der Atmung registriert werden sollten, konnte auf eine exaktere Sauerstoffbestimmung verzichtet werden.

b) Untersuchungsgang

Die bei einmaliger spirometrischer Untersuchung bestehenden Fehlerquellen (SCHNEIDER und SCHOEDEL 1937) mußten bei wesensveränderten Kranken besonders beachtet werden. Zur Ausschaltung emotioneller Faktoren führen ROSSIER, BÜHLMANN und WIESINGER (1958) jede Untersuchung mehrmals, mindestens zweimal, aus. Bei unseren Untersuchungen, die nicht den Störungen der Routinearbeit eines Lungenfunktionslabors unterlagen, war genügend Zeit vorhanden, die Kranken in der vertrauten Umgebung des Krankenzimmers an das Gerät zu gewöhnen.

---

[1] Herrn Dr. GRABOW, Chirurgische Klinik Gießen, danke ich herzlich für die Durchführung der arteriellen Sauerstoffmessungen.

1. Registrierung bei Luftatmung. Unter Stabilisierung des Sauerstoffgehaltes erfolgte die spirographische Aufzeichnung der Luftatmung mindestens 10 Minuten lang, meist länger. Zwischen den einzelnen Untersuchungsgängen wurde stets die Normalisierung der Atmung abgewartet.

2. Registrierung bei Sauerstoffatmung. Unmittelbar nach der Registrierung der Luftatmung folgte die Aufzeichnung 6minutiger Sauerstoffatmung, nachdem das Spirometer unter zweimaligem Durchspülen mit Sauerstoff gefüllt worden war.

3. CO_2-Rückatmungsversuch. Bei sauerstoffgefülltem System war durch schrittweises und allmähliches Einengen des Gasstroms zum Absorber und Öffnung des Bypass die Steigerung des inspiratorischen CO_2-Gehaltes unabhängig von der Größe der CO_2-Ausscheidung möglich. Bei den ersten 50 Versuchen erfolgte eine Steigerung des inspiratorischen CO_2-Gehaltes innerhalb von 10 Minuten auf 30 mm Hg. Später folgten höhere CO_2-Retentionen bei gleicher Geschwindigkeit des Anstiegs. Im Abstand von 3 bis 4 Minuten wurden aus dem Ohrläppchen Blutentnahmen zur Astrup-Untersuchung vorgenommen. Die Zwischenwerte wurden aus den inspiratorischen CO_2-Werten unter Berücksichtigung des bekannten arteriellen CO_2-Anstiegs pro Zeiteinheit errechnet.

Die kurzdauernden Messungen von FROWEIN (1963) und PLUM und BROWN (1963) mahnten zunächst zur Vorsicht. Wenn auch bei Gesunden die Folgen der CO_2-Retention bis zur Grenze der CO_2-Narkose bei kurzfristiger Anwendung innerhalb weniger Minuten abklingen sollen (GOLDENSOHN und Mitarb. 1951, WHITEHEAD und Mitarb. 1949), so war bei Prozessen mit Schädelinnendrucksteigerung bei den bekannten CO_2-Wirkungen auf Hirnzirkulation und intrakraniellen Druck eine größere persönliche Erfahrung Voraussetzung gezielter Einzelmessungen bei hohen arteriellen CO_2-Drucksteigerungen bis an die Grenze der CO_2-Narkose.

4. Sauerstoffmangelversuch. Die Senkung des inspiratorischen Sauerstoffgehaltes wurde in einer ersten Versuchsserie unter stufenweiser Unterbrechung der Sauerstoffstabilisierung bis auf 16% O_2 innerhalb von 10 Minuten, in einer späteren Versuchsserie unter Verwendung eines Luft-Stickstoff-Gemisches mit 10% Sauerstoff jeweils 5 Minuten lang durchgeführt. Stets folgte nach zweimaligem Durchspülen der Glocke sofort bei Beendigung des Hypoxieversuchs eine 5minutige Registrierung bei Luftatmung.

Oberhalb eines inspiratorischen O_2-Drucks von 100 mm Hg war mit keiner Ventilationsänderung oder Herzkreislaufreaktion zu rechnen. Nach den am Menschen erhobenen Befunden von BENZINGER (1938) sowie RAHN und OTIS (1947) ist zwischen 100 und 60 mm Hg nur eine geringe Ventilationssteigerung zu erwarten. Bei noch tieferer Hypoxie beträgt die Ventilationssteigerung nach GRAY (1950) 170% und mehr, doch ist seit langem bekannt, daß die Ventilationssteigerung ohne

Konstanthaltung des alveolaren pCO_2 keine strenge Abhängigkeit von der Tiefe der Hypoxie zeigt (BENZINGER 1938). Dabei spielt die von GRAY postulierte Selbstbremsung der Atmung durch Hypokapnie bzw. respiratorische Alkalose eine Rolle. Quantitative Bestimmungen des O_2-Mangelantriebs unter Konstanthaltung des alveolären CO_2-Gehaltes sind erst während des letzten Jahrzehnts in übereinstimmenden Versuchen mit unterschiedlichen Methoden gelungen (CORMACK und Mitarb. 1956, H. H. LOESCHKE und GERTZ 1958, LLOYD und Mitarb. 1958).

Da bei den eigenen Versuchen keine Konstanthaltung des alveolären CO_2-Drucks erfolgte, waren die quantitativen Ventilationssteigerungen während der Hypoxieversuche nicht als Maß für die Größe des Sauerstoffmangelantriebs verwertbar.

Neben den Wirkungen der Hypoxie auf die Ventilation waren Herz-Kreislauf-Wirkungen zu beachten. Bei den eigenen Versuchen mit arteriellen Sauerstoffdruckwerten oberhalb 50 mm Hg war nach GROLLMANN (1930) und GOLLWITZER-MEYER (1928) mit einer Vergrößerung des Herzminutenvolumens von ungefähr 4 auf 7 Liter zu rechnen.

In psychischer Hinsicht waren Schläfrigkeit und subjektiv wahrnehmbare Hyperventilation möglich (ROSSIER, BÜHLMANN und WIESINGER 1958), da die Versuche in tieferer Hypoxie einem Höhenaufenthalt von über 3500 m über dem Meeresspiegel entsprachen.

Diese Atem-Kreislauf-Veränderungen und subjektiven Erscheinungen waren nur zu erwarten, wenn keine Höhenadaption vorlag.

c) Auswertung der Spirogramme

Die Größe des Atemzeitvolumens (Atemminutenvolumens) wurde durch die Addition der einzelnen Atemamplituden mit Hilfe des Stechzirkels bestimmt.

Das aus der spirographischen Aufzeichnung von mindestens 5 Minuten Dauer ermittelte durchschnittliche Atemminutenvolumen wurde in üblicher Weise unter Zugrundelegung der Körpertemperatur, Spirometertemperatur und des Barometerstandes auf Körperbedingungen (BTPS) umgerechnet.

Die mittlere Atemamplitude ergab der Quotient Atemminutenvolumen: Frequenz in BTPS-Werten.

Der Sauerstoffverbrauch ergab sich aus der Volumenabnahme der zweiten Glocke bei Registrierung der Luftatmung.

Die Umrechnung erfolgte auf Standardbedingungen ($0°$ C und 760 mm Hg).

Die Normalwerte der Ventilation streuen bei Gesunden bekanntlich erheblich infolge des von Körperoberfläche, Alter, Geschlecht usw. abhängigen unterschiedlichen Stoffumsatzes.

Die Atemminutenvolumina schwanken beim Erwachsenen in einem Bereich von etwa 5 bis 8 Litern, die Frequenz zwischen 10 und 25, die Amplitude in einem Bereich von etwa 250 bis 800 ml BTPS, der O_2-Verbrauch zwischen 180 und 300 ml

STPD/min. Selbstverständlich sind dies Näherungswerte, die von verschiedenen Autoren unterschiedlich begrenzt werden. Sie sollen nur einen Eindruck von den Größenordnungen vermitteln. Mit Einführung des Atemäquivalents versuchte man sich von der Höhe des Stoffumsatzes unabhängig zu machen. Das Äquivalent ist durch das Verhältnis Atemzeitvolumen zu Sauerstoffverbrauch definiert, gibt also an, wie viele Volumeneinheiten Luft bewegt werden, um eine Volumeneinheit Sauerstoff aufzunehmen. Aus der Zusammenstellung von BARTELS und Mitarb. geht hervor, daß manche Autoren als untere Grenze 17, als obere Grenze 40 annehmen. KNIPPING und Mitarb. nehmen Werte zwischen 28 und 35 als innerhalb des normalen Streubereiches liegend an.

II. Ergebnisse

1. Atemverhalten bei Luftatmung

a) Atemminutenvolumen, Frequenz und Atemzugvolumen

Aus Abb. 2 ist ersichtlich, daß erhebliche Steigerungen des Atemminutenvolumens und der Frequenz an Verläufe mit stärkeren Bewußtseinstrübungen, überwiegend komatöse, gebunden waren. Entsprechend ist die Gruppe schwerer diffuser Hirnschädigungen deutlich stärker vertreten als die Gruppen der Tumoren. Hier waren Ventilationssteigerungen überwiegend bei postoperativen Dekompensationszuständen zu sehen.

Neben der Abhängigkeit quantitativer Ventilationsänderungen von der Schwere der allgemeinen Hirnschädigung waren lokalisationsspezifische Besonderheiten nicht zu übersehen. Es fiel auf, daß supra- und infratentorielle Tumoren postoperativ bei annähernd gleicher Schwere der allgemeinen Hirnbeteiligung sich unterschiedlich verhielten: Die Ventilationssteigerung war nach infratentoriellen Eingriffen weniger deutlich (s. Abb. 2). In Abb. 3a sind Fälle herausgegriffen, bei denen präoperative Messungen und Messungen während der ersten postoperativen Tage vorlagen. Prä- und postoperative Vergleiche derselben Fälle ergaben bei infratentoriellen Prozessen eine ausgesprochene Tendenz zur Hypoventilation, bei supratentoriellen eine mäßige Hyperventilation. Die Frequenz veränderte sich im Gegensatz zur Gruppe schwerer diffuser Hirnläsionen nicht signifikant. Hypo- und Hyperventilation erfolgten somit überwiegend unter Verkleinerung bzw. Vergrößerung der mittleren Atemzugvolumina (Atemamplituden).

b) Sauerstoffverbrauch und Atemäquivalent

Bei supratentoriellen Läsionen ist infolge Unruhezuständen und Tonussteigerungen bis zur Streckstarre im Zustande der Dekompensation mit einer teilweise hochgradigen Steigerung des Stoffumsatzes und damit des Sauerstoffverbrauchs zu rechnen, während nach infratentoriellen Läsionen eher Tonusminderungen beobachtet werden. Andererseits fehlt nach infratentoriellen Eingriffen im

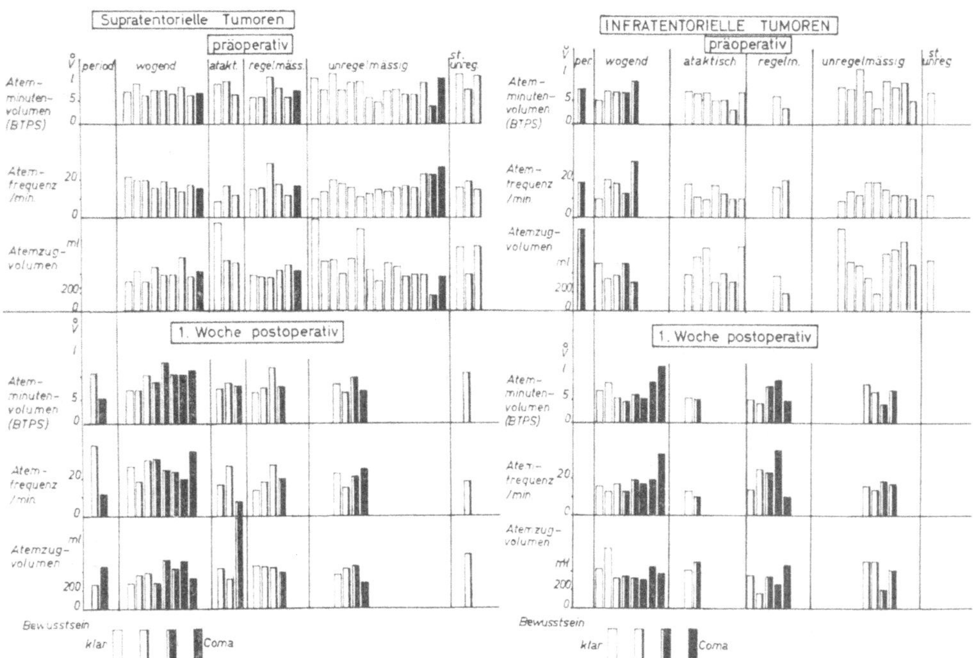

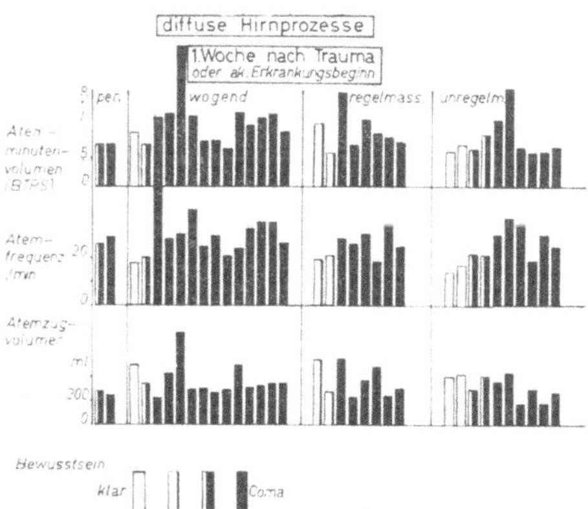

Abb. 2. Atemminutenvolumen, Frequenz und Atemtiefe bei verschiedenen Atemformen. Präoperative Atmung meist unauffällig, postoperativ bei supratentoriellen Prozessen deutlich gesteigert und vertieft, bei diffusen Hirnläsionen gesteigert, frequent und flach

Gegensatz zu den supratentoriellen eine stärkere meningeale Reaktion (infolge Eröffnung der basalen Zisternen, eventuell des 4.Ven-
trikels) fast nie, wodurch ebenfalls eine Stoffwechselsteigerung zu
erwarten ist.

In Tabelle 5 wird der durchschnittliche Sauerstoffverbrauch der
in Abb. 3 a eingetragenen Fälle angegeben. Ausgenommen wurde ein
infratentorieller Prozeß mit Pneumonie (in Abb. 3 a nur zu Vergleichs-
zwecken berücksichtigt).

Tabelle 5. *Anstieg des Sauerstoffverbrauches nach Hirnoperation*

Eingriff	Durchschnittlicher Sauerstoffverbrauch (ml STPD/min)	
	präoperativ	1. Woche postoperativ
supratentoriell (13 Patienten)	230	246 (107%)
infratentoriell (14 Patienten)	220	239 (108,5%)

Hinsichtlich des Sauerstoffverbrauchs nach Hirnoperation finden
sich keine signifikanten Unterschiede zwischen supra- und infratentoriellen Tumoren. Damit war die postoperative hypoventilatorische Tendenz infratentorieller Prozesse nicht mit einer Herabsetzung des Stoffwechsels, etwa infolge Tonusminderung, in Zusammenhang zu bringen. Besonders deutlich wurden die Unterschiede bei prä- und postoperativem Vergleich der Atemäquivalente:

Tabelle 6. *Änderungen des Atemäquivalents nach Hirnoperation*
(erste Untersuchungsserie)

Eingriff	Durchschnittliches Atemäquivalent (Atemminutenvolumen : Sauerstoffverbrauch)	
	präoperativ	1. Woche postoperativ
supratentoriell (13 Patienten)	31,27	36,03
infratentoriell (14 Patienten)	31,45	25,22

Die präoperativen Werte des Atemäquivalents lagen bei supra-
und infratentoriellen Prozessen im mittleren Normbereich. Dem
entsprachen durchschnittlich annähernd gleiche Schweregrade der
allgemeinen Hirnbeteiligung (s. Abb. 2). Postoperativ rückte der
Mittelwert der Atemäquivalente supratentorieller Prozesse an die
obere Normgrenze, bei infratentoriellen an die untere.

Entsprechend vergrößerte sich nach supratentoriellen Eingriffen
die Zahl der Messungen mit Atemäquivalenten oberhalb des präoperativen Durchschnittswertes (31,27).

Nach infratentoriellen Eingriffen nahm die Zahl der Messungen mit Atemäquivalenten unterhalb des Durchschnittswertes (31,45) zu.

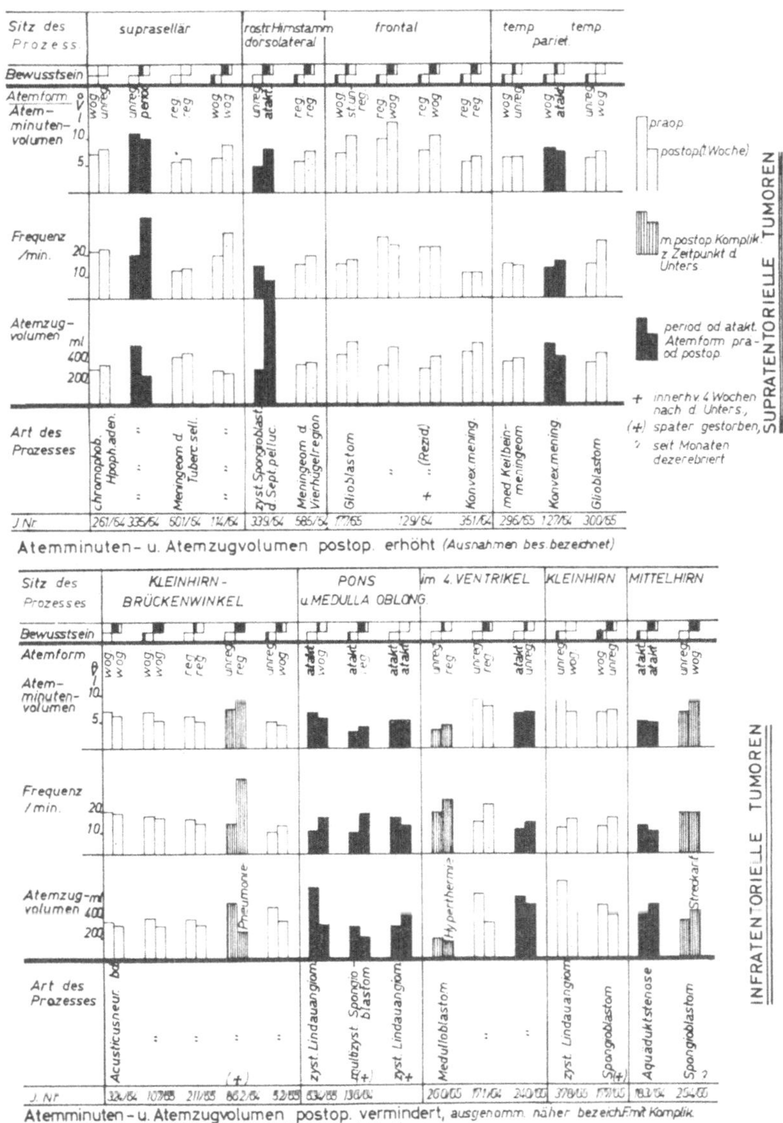

Abb. 3 *a*. Prä- und postoperatives Verhalten von Atemminutenvolumen, Frequenz und Atemzugvolumen. Fälle mit prä- und postoperativ gemessener Ventilation (Säulenpaare). Ventilationsanstieg nach supratentoriellen, Abfall nach infratentoriellen Eingriffen, ausgenommen Komplikationen, periodische und ataktische Atemformen

2 Seeger, Atemstörungen

Die prä- und postoperativen Messungen sind unter diesem Gesichtspunkt zusammengefaßt:

Tabelle 7. *Atemäquivalente*

	größer	kleiner
	als Durchschnittswert präoperativ	
Supratentorielle Tumoren (13 Patienten)		
präoperativ	4	9
1. Woche postoperativ	9	4
Infratentorielle Tumoren (14 Patienten)		
präoperativ	5	9
1. Woche postoperativ	3	11

Vergleiche von Sauerstoffverbrauch und Atemäquivalenten wie bei Tumoren waren in der Gruppe diffuser Hirnläsionen nicht möglich, da keine Werte vor Beginn der akuten zentralen Dekompensation vorlagen. 25 Komafälle (s. Abb. 2) zeigten lediglich eine Steigerung des durchschnittlichen Sauerstoffverbrauchs und eine hochgradige Streuung der Atemäquivalente zwischen 10 und 90. Eine Unterteilung in Patienten mit Streckanfällen und ohne diese brachte weiteren Aufschluß:

Tabelle 8

Komatöse mit diffusen Hirnläsionen	Durchschnittlicher Sauerstoffverbrauch (ml STPD/min)	Durchschnittliches Atemäquivalent
mit Streckanfällen (15 Patienten)	289	51,7
ohne Streckanfälle (10 Patienten)	285	35,5

Die Bereitschaft zu Streckanfällen bei entsprechenden Außenreizen beeinflußte also nicht den Anstieg des Sauerstoffverbrauchs. Er war nur in Einzelfällen mit Dauerstreckstarre stärker erhöht als bei den übrigen. Fast konstant fand sich unter dieser Gruppe Dezerebrierter eine stärkere Erhöhung des Atemäquivalents, das fast immer oberhalb 40 lag. Nur ein Patient mit Hirntrauma kurz vor tödlicher Atemlähmung (Äquivalent 34,4) und eine Frau mit Basilarisverschluß und Erweichung im Mittelhirn-Ponsgebiet (Äquivalent 25,3) zeigten Werte im Normbereich. Starke Streuungen mit Steigerung und Verkleinerung des Atemäquivalents fanden sich bei Komatösen ohne Streckanfälle.

Jede medikamentöse Dämpfung war wegen ihrer von FROWEIN beobachteten Ventilationssenkung ausgeschlossen.

Die Vergleichsatmung mit Luft und O_2 bestätigte darüber hinaus einen ventilationssenkenden Effekt der O_2-Atmung gerade bei Dezerebrierten (s. S. 46 und Abb. 21).

c) Einzelbeobachtungen flüchtiger Hypo- und Hyperventilationen

Vorübergehende Senkungen des Atemminutenvolumens auf Werte von 3 Litern BTPS und weniger, die bis zu mehreren Minuten

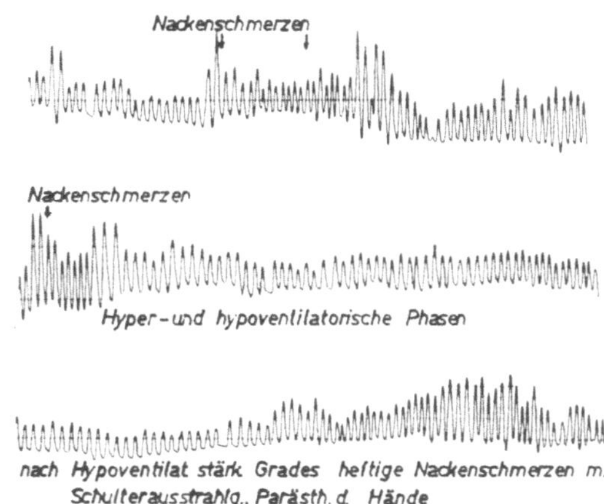

Abb. 3 *b*. Hypo- und Hyperventilationen bei beginnender bulbärer Hirnstammeinklemmung (J.Nr. 212/64)

lang anhalten konnten, fanden sich bei 8 Kranken. Bei längerer Beobachtung konnte dieses Verhalten wiederholt registriert werden. Es handelte sich um präoperative Zustände bei Tumoren mit den Zeichen einer beginnenden bulbären Einklemmung, deren subjektive Erscheinungen bei 2 Kranken durch die Hypoventilation ausgelöst und mit kurzdauernden Hyperventilationen beantwortet wurden (Abb. 3 *b*). Nach der Hyperventilation ließen die Beschwerden — Nackenschmerzen mit Ausstrahlung in die oberen Extremitäten und Parästhesien der Hände — stets nach. In anderen Fällen wurden während der Hypoventilation keine Beschwerden angegeben. Eine Hyperventilation trat dabei nicht auf. Hinweise auf eine bulbäre Beteiligung boten besonders Lokalisation und Art der Prozesse:

6 Kranke litten an Tumoren der hinteren Schädelgrube (2 Fälle mit Akustikusneurinom, 1 infratentorielles Tentoriummeningeom, 2 zerebelläre Tumoren und eine Lindau-Angiomatose der Oblongata und des Kleinhirns). Bulbäre Einklemmungen wurden operativ bei all diesen Kranken gesichert.

2 weitere Kranke wiesen eine parietale Metastase bzw. ein Gliom der oralen Stammganglien auf.

Im Fall der Metastase war die bulbäre Einklemmung nur auf Grund der Anamnese anzunehmen. Der Tumor der oralen Stammganglien führte wenige Stunden nach Spirometrie zur akuten tödlichen Atemlähmung.

Die Schwere der allgemeinen Hirnbeteiligung schien keine Rolle zu spielen, da die Patienten mit infratentoriellen Tumoren ausnahmslos wach und psychisch unauffällig waren, während bei beiden supratentoriellen Tumoren Zustände leichter Benommenheit und ausgeprägte Wesensänderungen auffielen.

Die Schwankungen der Ventilationsgröße fanden sich nur bei Registrierung der Luftatmung, ließen sich während länger dauernder Sauerstoffatmung (10 Minuten und mehr) nicht nachweisen und sind auch von FROWEIN bei ausschließlicher Sauerstoffatmung nicht beobachtet worden.

d) Fortlaufende postoperative Messungen der Ruheventilation[1]
(zweite Untersuchungsserie)

Bereits Einzeluntersuchungen der Ruheventilation, überwiegend 24 Stunden nach Hirnoperation, hatten charakteristische Veränderungen der Ventilationsgrößen ergeben. In der unabhängig davon durchgeführten zweiten Untersuchungsserie wurden 153 Messungen bei 17 Patienten innerhalb der ersten 10 Tage nach Hirnoperation gewonnen (s. Abb. 3 c).

Nach supratentoriellen Eingriffen zeigte sich wie in der ersten Untersuchungsserie eine postoperative Ventilationssteigerung (vgl. Abb. 3 a und 3 c). Ihre Dauer entsprach der Dauer der postoperativen Hirnödemphase. Ohne Einfluß waren Bewußtseinslage und postoperative neurologische Ausfälle. Während die Atemminutenvolumina innerhalb 24 bis 48 Stunden nach dem Eingriff ziemlich regelmäßig anstiegen und während der darauffolgenden Tage ebenso regelmäßig Normalisierungstendenz zeigten, verhielten sich die Atemäquivalente sehr unregelmäßig. Da das Atemäquivalent durch Atemminutenvolumen : Sauerstoffaufnahme definiert ist und die Atemvolumina sich regelmäßig verhielten, waren die Äquivalentschwankungen durch Schwankungen des Sauerstoffverbrauchs bedingt. Die Ventilationssteigerungen verhielten sich somit nicht proportional der postoperativ gesteigerten Sauerstoffaufnahme. Da die Atemäquivalente postoperativ durchschnittlich höher lagen als vor der Operation, war auch in der zweiten Untersuchungsserie eine

---

[1] Herrn Dr. WESEMANN, Neurochirurgische Universitätsklinik Gießen, verdanke ich die in dieser Serie vorliegenden Astrupergebnisse. Ihm gebührt besonderer Dank.

stärkere Ventilationssteigerung zu verzeichnen, als dem postoperativen Anstieg des Sauerstoffverbrauchs entsprach.

Nach infratentoriellen Eingriffen kam es zwar ähnlich wie in der ersten Untersuchungsserie zu einem Ventilationsabfall, der besonders deutlich im Verhalten der Atemäquivalente zum Ausdruck kam (s. Abb. 3 c). Während der nächsten Tage traten jedoch stark

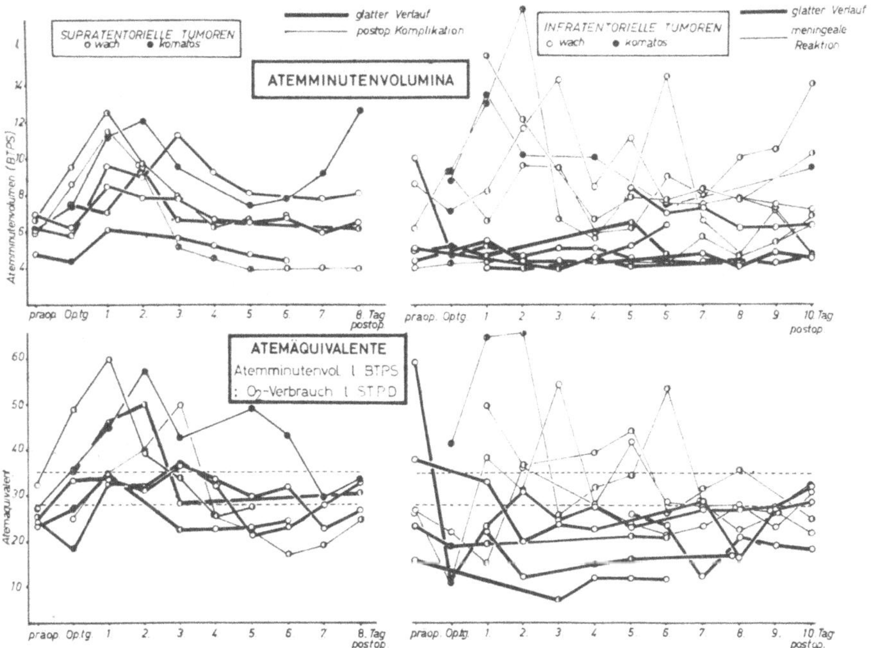

Abb. 3 c. Verhalten der Ruheventilation in der postoperativen Ödemphase und bei postoperativer meningealer Reaktion. Nach Entfernung supratentorieller Tumoren mit und ohne Komplikation (Hemiparese, Bewußtseinstrübung) Steigerung der Ventilation. Nach Entfernung infratentorieller Tumoren ohne meningeale Reaktion bleibt eine postoperative Ventilationssteigerung aus. Abfall der Atemäquivalente. Bei begleitender meningealer Reaktion stark wechselnde Hyperventilationen

wechselnde und zeitweise hochgradige Hyperventilationen auf, bevorzugt bei Patienten mit starker meningealer Reaktion. Die seltenen infratentoriellen Eingriffe, bei denen es gelang, eine Eröffnung der Liquorräume und damit eine meningeale Reaktion zu vermeiden, wurden in Abb. 3 c besonders gekennzeichnet. In diesen Fällen fehlten Hyperventilationen. Die Atemminutenvolumina sanken postoperativ ab oder blieben in gleicher Höhe wie präoperativ. Da der Sauerstoffverbrauch nach infratentoriellen Eingriffen besonders stark anstieg, sanken die Atemäquivalente teilweise be-

trächtlich ab. Klinisch glatt verlaufende Fälle ohne Bewußtseinsstörungen zeigten dieses Verhalten besonders deutlich, wobei es
sich um ausgesprochen schwere Eingriffe (Akustikusneurinom und
Kleinhirntumoren mit Blutung oder starkem Begleitödem) handelte.

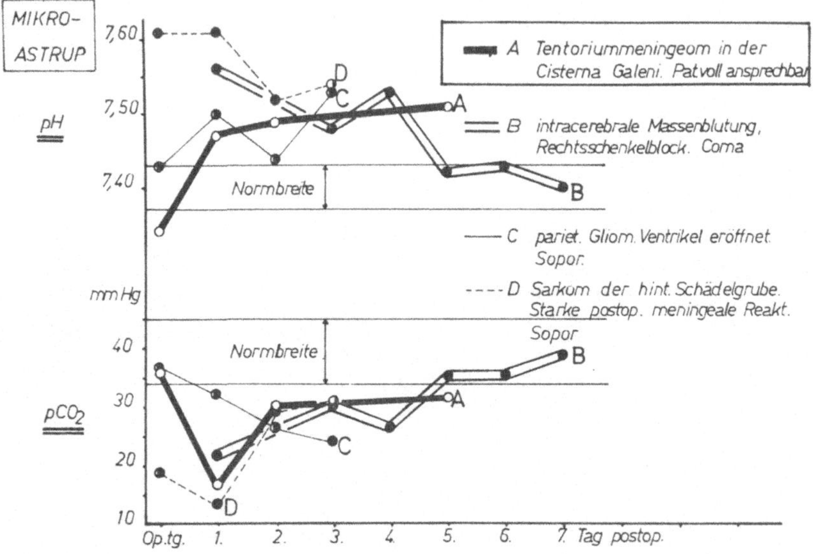

Abb. 4 *a*. Blutgasanalysen bei Ruheventilation. Umschriebene Mittelhirnläsion
(Beispiel *A*) führte auch ohne klinische Ausfälle zu ähnlich schwerer respiratorischer
Alkalose wie schwere Allgemeinläsionen des Gehirns (Beispiele *B, C, D*)

e) Blutgasanalysen bei Ruheventilation

Naturgemäß sind diese aufwendigen Untersuchungen im klinischen Betrieb überwiegend an schwere, komplizierte Verläufe gebunden. In Abb. 4 *a* bis *d* wurden klinisch leichte mit schweren Verläufen verglichen. Abgesehen von einer Kranken mit Myokard-
schädigung, handelte es sich um Patienten ohne hirnfremde Komplikationen.

Zunächst fiel auf, daß hochgradige respiratorische Alkalosen
auch bei klinisch glattem Verlauf vorkamen. In Abb. 4 *a* ist das
Beispiel eines Tentoriummeningeoms der Cisterna Galeni mit Mittelhirnkompression herausgegriffen. In der Aufwachphase nach dem
Eingriff mußte sie wegen eines Atemstillstandes kurzfristig beatmet
werden, war dann aber innerhalb einer Stunde wach und bot keine
psychischen oder neurologischen Abweichungen. Nachdem spirometrisch eine anhaltende Hyperventilation festgestellt wurde, ergaben Blutgasuntersuchungen noch nach 24 Stunden eine respira-

torische Alkalose mit Abfall des arteriellen CO_2-Wertes bis auf 17 mm Hg!

Bei supratentoriellen Tumoren (s. Abb. 4 *b*) verhielten sich die respiratorischen Alkalosen unabhängig von der Schwere des klini-

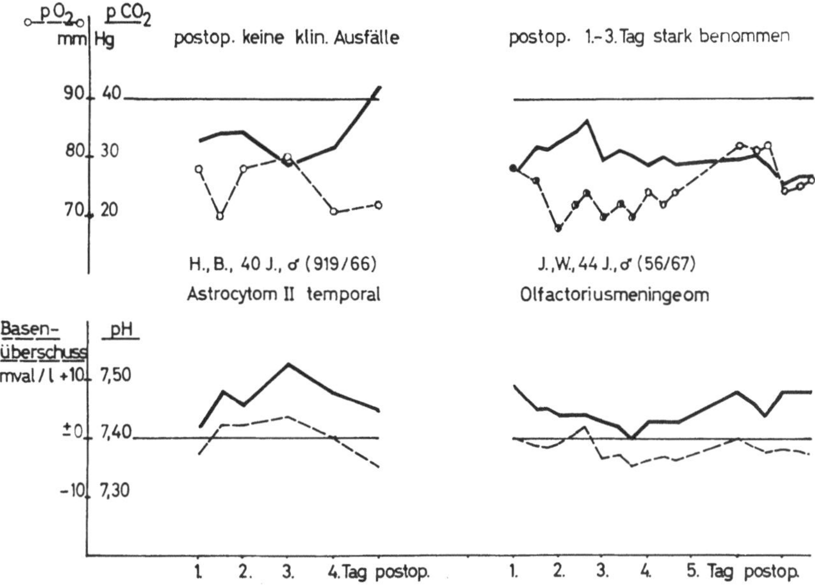

Abb. 4 *b*. Blutgasanalysen bei Ruheventilation. Supratentorielle Tumoren. Hyperventilationsalkalose nach schwerem Eingriff mit postoperativer Benommenheit nicht stärker ausgeprägt als nach Eingriff ohne postoperativer Bewußtseinsstörung. Jedoch hält die Alkalose nach schwerem Eingriff auch bei psychischer Normalisierung längere Zeit an

schen Verlaufs ähnlich. Immerhin war der schwerere Eingriff (doppelseitiges Olfaktoriusmeningeom) von einer langer anhaltenden respiratorischen Alkalose gefolgt, nachdem sich die postoperative Bewußtseinstrübung längst zurückgebildet hatte.

Nach infratentoriellen Operationen (s. Abb. 4 *c*) führte der Eingriff mit stärkerer meningealer Reaktion zu einer deutlichen respiratorischen Alkalose. Bei dem knapp mandarinengroßen medialen Akustikusneurinom mit tiefer Eindellung von Brücke und Medulla oblongata, das totalexstirpiert wurde, blieb die respiratorische Alkalose aus.

Nach schwerer diffuser Hirnschädigung (s. Abb. 4 *d*) mit anhaltendem Koma blieb die respiratorische Alkalose zwar bestehen. Im Gegensatz zur Konstanz des klinischen Bildes wechselte die Alkalose jedoch erheblich.

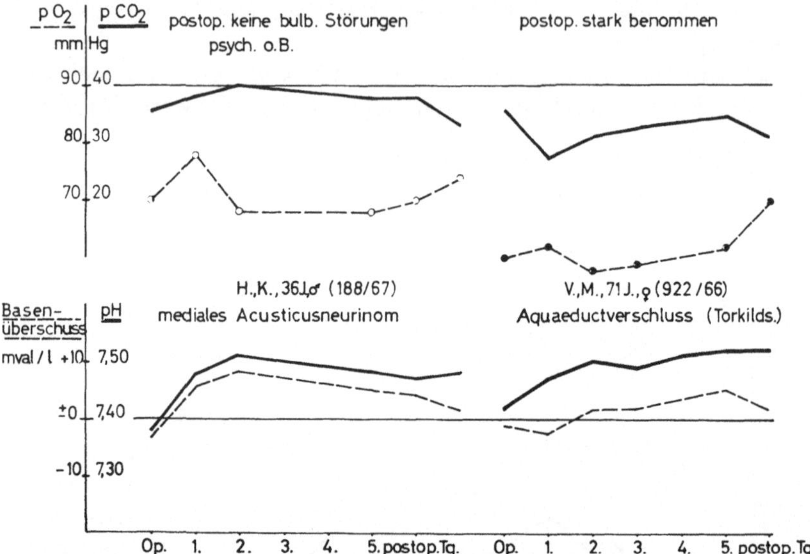

Abb. 4 c. Blutgasanalysen bei Ruheventilation. Infratentorielle Tumoren. Hyperventilationsalkalose bei schwerer zerebraler Allgemeinschädigung (Verschlußhydrozephalus und meningeale Reaktion). Ausbleiben einer Hyperventilationsalkalose bei schwerem Eingriff am kaudalen Hirnstamm ohne Zeichen einer zerebralen Allgemeinschädigung

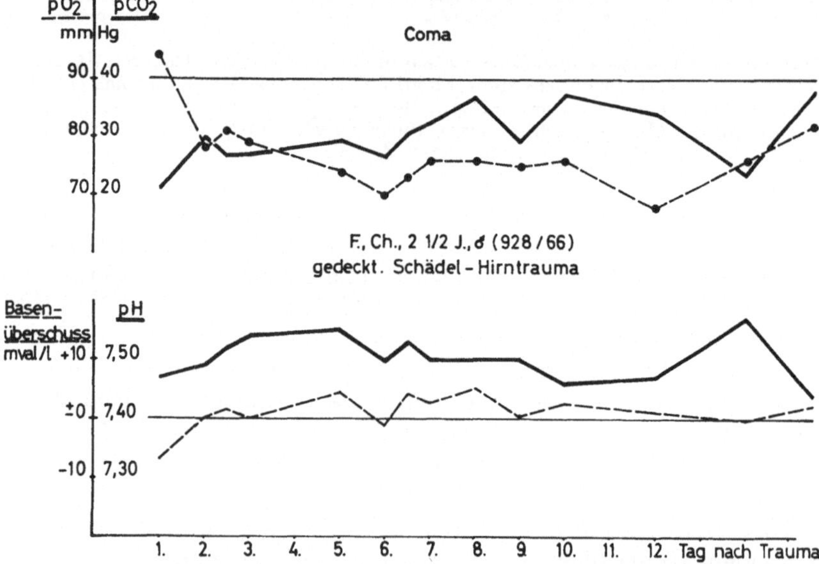

Abb. 4 d. Blutgasanalysen bei Ruheventilation. Diffuse Hirnläsion. Wechselnde Hyperventilationsalkalose. Der geringe Abfall des arteriellen Sauerstoffdrucks erklärt die Hyperventilation nicht

Die meisten der in Abb. 4 *a* bis *d* gewählten Beispiele zeigten neben respiratorischen auch metabolische Alkalosen. Deren Ausprägung ließ einen Zusammenhang mit der Schwere des klinischen Bildes ebenfalls vermissen.

Unabhängig vom klinischen Verhalten entwickelten sich Senkungen des arteriellen Sauerstoffdrucks, die nicht bedrohlich waren und 60 mm Hg nicht unterschritten. Hypoxie und Hypokapnie verhielten sich dissoziiert. Der Grad einer Hypoxie ging somit nicht parallel der Hyperventilation, übereinstimmend mit dem Verhalten der Atemäquivalente.

f) Atemformen
α) Einteilung

Von einigen Änderungen abgesehen, gingen wir von FROWEINS Einteilung aus. Es war zu bedenken, daß er bei Sauerstoffatmung registriert hatte, während im eigenen Material Resultate bei Luftatmung verwertet wurden. Da sich FROWEIN auf Ergebnisse früherer Autoren bezog, die unter Luftatmung registriert hatten (HOFBAUER 1925, STAEHELIN 1930, PEIPER 1956 sowie KNIPPING und Mitarb. 1932, 1957, 1961 u. a.), schien die Übernahme dieser Einteilung berechtigt.

FROWEIN unterschied unregelmäßige (= normale), stark unregelmäßige, periodische, wogende, regelmäßige, Seufzer- und Schnappatmung. Die Abgrenzung der verschiedenen Formen erfolgte mit Hilfe der statistischen Streubreite (3 Sigma) der Amplitudengrößen mehrerer repräsentativer Beispiele. Regelmäßige Atemformen einschließlich Seufzeratmung (ohne Berücksichtigung der Seufzer) streuten weniger als ±90 ml BTPS, unregelmäßige ±90 bis ±240 ml BTPS, stark unregelmäßige noch mehr. Bei wogender und periodischer Atmung lag die Streubreite der Atemzugvolumina im gleichen Bereich wie bei normal unregelmäßiger Atmung. Der Unterschied bestand nur im kontinuierlichen An- und Abschwellen der Amplituden dieser pathologischen Atemformen.

Dabei stört, daß die Amplitudenstreubreiten in absoluten Zahlen und nicht in der Relation zur mittleren Atemzugtiefe angegeben werden. Dieses Vorgehen ist nur berechtigt bei Vergleich von Atemformen mit gleicher durchschnittlicher Atemzugtiefe. Nun variiert die Amplitudengröße aber bereits bei Gesunden erheblich. Noch ausgeprägter sind die Unterschiede bei pathologischen Atemformen: Frequente wogende und regelmäßige Atmung zeigt überwiegend flache Atemzüge; langsame Formen, insbesondere stark unregelmäßige bis zur Atemataxie, lassen oft eine Vertiefung erkennen. Vergleicht man nur die relativen Streubreiten, dann fällt auf, daß auch scheinbar regelmäßige Formen noch eine beträchtliche Modulation aufweisen können.

Nachfolgende Einteilung der Atemformen wurde im eigenen Krankengut vorgenommen:

1. Periodische,
2. wogende,
3. ataktische,
4. regelmäßige,

5. normal unregelmäßige,

6. stark unregelmäßige Atmung,

7. Schnappatmung (auf Registrierung verzichtet).

1. Periodische Atmung. Die klassische Cheyne-Stokes-Periodik ist gekennzeichnet durch allmählichen Anstieg und Abfall der Atemamplituden, manchmal mit Seufzern im Kulminationsbereich, wie er in besonders regelmäßiger Ausprägung in Abb. 5 oben erkennbar ist. Gelegentlich leitet ein Seufzer den Beginn einer Atem-

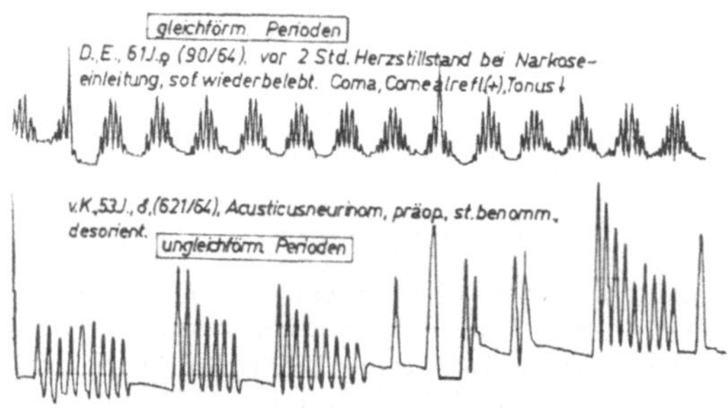

Abb. 5. Periodische Atmung

periodik ein. Während der Perioden sind die Atemfußpunkte meist in inspiratorischer Richtung verschoben (HOFBAUER 1909) und während der Atempausen girlandenförmig gesenkt. Exspiratorische Verschiebungen der Atemfußpunkte während der Perioden sind ebenfalls möglich und führen zu spindelförmigem Aussehen der Atemperioden im Spirogramm. Rudimentäre Atemzüge während der Atempausen sind bei Cheyne-Stokes-Atmung häufig (RECHNITZER 1927). KNIPPING beschreibt Atemperioden, die mit dem tiefsten Atemzug beginnen und kontinuierlich eine rasche Abnahme der Amplitudengröße zeigen. Dabei haben Perioden und Atempausen eine regelmäßige zeitliche Aufeinanderfolge. Im Gegensatz zur Cheyne-Stokes-Periodik beseitigt Sauerstoffzufuhr diese Art periodischer Atmung nicht. Nachdem HAAB, HAMEL und FLEISCH (1957) zeigten, daß beide Periodentypen ineinander übergehen können, haben wir sie im eigenen Material zu einer Gruppe zusammengefaßt und als „*gleichförmig periodische Atmung*" bezeichnet.

Seit tierexperimentellen Untersuchungen von HOFF und BRECKENRIDGE (1949) sind bei Läsionen der Medulla oblongata Periodenformen mit Übergängen in die von BIOT als „ataktisch" beschriebene Atemform bekannt. PLUM und BROWN (1963) bezeichnen sie als „hyperkapnische" Perioden, da sie eine Tendenz zur Hypoventilation mit entsprechenden arteriellen CO_2-Steigerungen fanden. Fälschlicherweise wird diese Periodenform oft als Biotsche Periodik bezeichnet, worauf MAJOR und später FROWEIN hingewiesen haben. Der Irrtum wird bei Beachtung der häufigen Übergangsformen periodischer und ataktischer Atmung verständlich. Ein typisches Beispiel repräsentiert das untere Spirogramm in Abb. 5. Im eigenen Beobachtungsgut wurden solche Periodentypen, die sich durch eine regellose Folge von verschieden langen Atempausen, einzeln eingestreuten tieferen und flacheren Atemzügen und erkennbaren Übergängen in ataktische Atmung (siehe weiter unten) auszeichneten, als „*ungleichförmige periodische Atmung*" geführt. Dabei ist zu berücksichtigen, daß die einzelnen Periodenkomplexe oft zu zwei bis drei tiefen Atemzügen zusammenschrumpfen konnten, meist mit langen, gelegentlich regelmäßig aufeinanderfolgenden Atempausen. Beim Übergang in kontinuierliche Atemformen wurde jedoch immer eine ataktische Atmung durchlaufen, während gleichförmige Perioden als Übergangsform stets eine typische wogende Atmung zeigten. Bei längerer Beobachtung waren stets ataktische Phasen in ungleichförmige periodische Atmung eingestreut.

2. *Wogende Atmung.* Bei typischer wogender Atmung (HOFBAUER 1921, KNIPPING und Mitarb. 1932) kommt es zum kontinuierlichen Anwachsen und Abnehmen der Amplituden mit konstanter Atemfrequenz (Abb. 6, Mitte und unten).

Abb. 6. Wogende Atmung

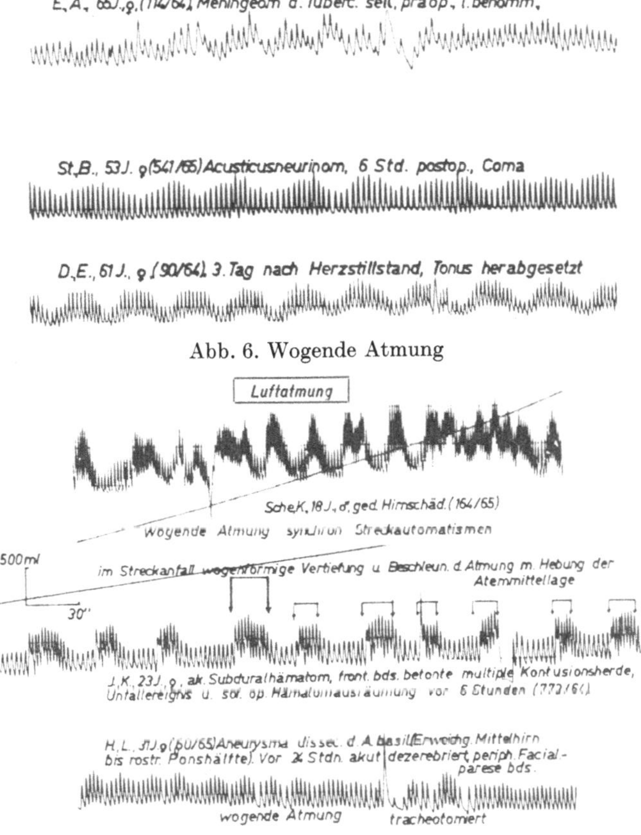

Abb. 7. Formen des Atemwogens bei Dezerebrierten

Die Atemfußpunkte können horizontal aufeinanderfolgen oder sich während einer Atemwoge in inspiratorischer bzw. exspiratorischer Richtung verschieben. Übergänge in Cheyne-Stokes-Periodik mit entsprechendem Verhalten der Atemfußpunkte sind nicht selten. Atypische, nicht von allen Autoren (siehe bei KNIPPING) als wogend bezeichnete Formen, wie sie in Abb. 6 oben dargestellt sind, können in ataktische Atmung übergehen und gelegentlich auch in ungleichförmig periodische Atmung eingestreut sein. Artefakte durch falsche Lage des Mundstücks müssen ausgeschlossen werden.

Bei spontan einschießenden Streckanfällen werden besondere Formen des Atemwogens gesehen. Bereits bei klinischer Betrachtung fiel JEFFERSON (1921) die im Streckanfall vertiefte und beschleunigte Atmung auf. Dem entsprach im Spirogramm (Abb. 7) eine Anhebung der Atemmittellage, die im Gegensatz zum typischen Atemwogen abrupt einsetzen und verschwinden konnte, entsprechend dem plötzlichen Einsetzen und Aufhören des Streckanfalls (mittleres Spirogramm in Abb. 7). Mischten sich die Streckanfälle mit ungezielten Abwehrbewegungen, so nahmen die Wogen ein sehr unregelmäßiges Aussehen an. Unser Beispiel in Abb. 7 (oberes Spirogramm) betraf einen Unfallverletzten, bei dem sich im Streckanfall eine Oberarmschaftfraktur verschieben konnte. Der daraus resultierende Schmerz-

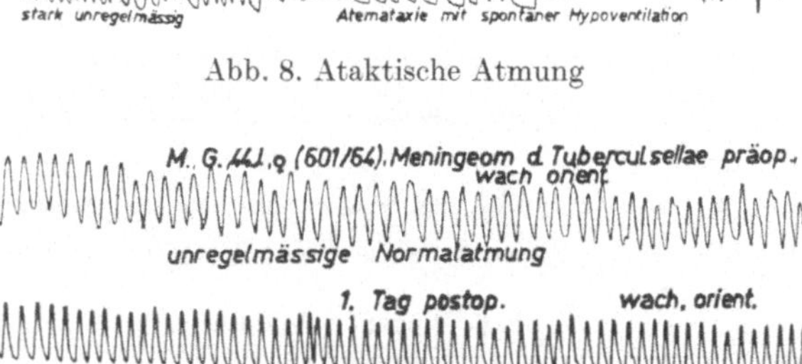

Abb. 8. Ataktische Atmung

Abb. 9. Übergang einer Normalatmung (oberes Spirogramm) in regelmäßige Atmung (unteres Spirogramm) bei geringer psychischer Antriebsminderung

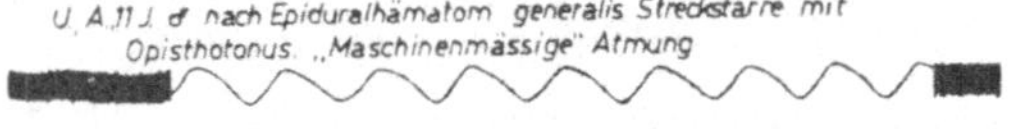

Abb. 10. Frequente, flache, regelmäßige Atmung

reiz führte zu besonders heftigen motorischen Reaktionen. Es sei noch erwähnt, daß im Streckanfall auch Atemhemmung beobachtet wurde. Weitere Besonderheiten dieses Falles machten die Besprechung an anderer Stelle erforderlich (s. Abb. 28 im Kapitel „Sauerstoffatmung").

3. Ataktische Atmung. BIOT (1876) beschreibt diesen Atemtyp als völlig irregulär hinsichtlich Frequenzfolge, Atemzugtiefe und Lage der Atemfußpunkte. Nach KNIPPING soll sie durch Sauerstoff nicht beeinflußbar sein.

Abb. 8 zeigt den Übergang stark unregelmäßiger Atmung in Atemataxie. Wie PLUM und BROWN hervorheben, ist die Neigung zur Hypoventilation charakteristisch. Sie halten — ebenso wie HOFF und BRECKENRIDGE — ataktische Atmung für einen Ausdruck medullärer Schädigung. Seit der Mitteilung von KNIPPING und Mitarb. ist sie bei Schlafmittel- und Morphinvergiftung geläufig. FROWEINs Einzelbeispiel wurde bei einem Kleinhirntumor (Angiom) mit Mittelhirndeformierung beobachtet, nachdem Atemstillstände vorausgegangen waren.

4. Regelmäßige Atmung. Seit RIEGELS (1873) erster Beschreibung und MARCKWALDS (1890) tierexperimenteller Reproduktion durch Mittelhirnschnitt wird streng regelmäßige Atemform als Ausdruck zentraler Läsionen aufgefaßt. Diese Ergebnisse sind wenig beachtet worden, bis FROWEIN die regelmäßige Atmung als schwerste Form zentraler Atemformstörungen deutete. Als wesentliches Kriterium gilt die geringe Amplitudenstreuung. FROWEIN faßt unter dieser Gruppe auch langsame, normal tiefe regelmäßige Atemtypen zusammen. Die wenig modulierte, langsame, normal tiefe Narkoseatmung beim Gesunden scheint ihm recht zu geben, da in Narkose übergeordnete Einflüsse auf die Atmung entfallen, wie dies tierexperimentell auf andere Weise beim Mittelhirnschnitt erreicht wird. Nun zeigen aber letztere Formen ein anderes Verhalten von Frequenz und Atemzugtiefe. Die Unterschiede sind in den nachfolgenden Abb. 9 und 10 gegenübergestellt. Nach Hirnoperation mit glattem Verlauf ist schon unter dem Einfluß kaum erkennbarer Antriebsminderung eine regelmäßige Atmung möglich (Abb. 9, unteres Spirogramm). Bei der von MARCKWALD als „maschinenmäßig" bezeichneten Form sind die Frequenz (Abb. 10) und meist auch das Atemminutenvolumen erhöht.

5. Normale, unregelmäßige Atmung. Ausführliche Beschreibungen liegen bei RIEGEL (1873), SCHNEIDER und SCHOEDEL (1937), BÜHLER (1937), LOEWENSTEIN (1941), FROWEIN (1961) u. a. vor. Ein typisches Beispiel ist in Abb. 9 (oberes Spirogramm) gegeben. Sie ist charakterisiert durch leichte Unregelmäßigkeiten der Amplituden.

6. Stark unregelmäßige Atmung. Diese Atemform wurde von KNIPPING und Mitarb. (1932) und von FROWEIN (1961) übernommen. Dabei ist zu beachten, daß auch bei Gesunden zu Beginn der Registrierung starke Unregelmäßigkeiten der Atemtiefe und Atemfußpunkte beobachtet werden. Bei Gewöhnung an das Gerät bzw. Korrektur des Mundstückes, Lagerungsänderungen, nach Miktion und Beseitigung anderer störender Einflüsse geht diese Atemform oft in eine normal-unregelmäßige über. Manchmal erfaßt man auch eine länger anhaltende hyperventilatorische Atemphase bei sonst ataktischer Atmung, wie dies bei einer Patientin mehrfach beobachtet wurde (Abb. 8).

β) Atemform und Lokalisation der Hirnprozesse

FROWEIN hatte unter Sauerstoffatmung hirnlokalisatorische Einflüsse weder bei Untersuchungen der Atemleistung bzw. des Atemäquivalentes noch bei Betrachtung der Atemformen finden können. Im eigenen Krankengut wurden die ausschließlich bei Luftatmung erhaltenen Unterschiede des Atemminutenvolumens und Atemäquivalentes bereits herausgestellt. Darüber hinaus fanden sich auch Unterschiede der Atemform bei verschiedenen Hirnlokalisationen:

1. Periodische Atmung. Aus Abb. 11 ist ersichtlich, daß periodische Atmung in Ruhe nur selten auftrat, nämlich bei 5 Kranken während 5 Untersuchungen. Registrierungen flüchtiger Perioden, meist nach Seufzern, die nach 1 bis 2 Perioden wieder in die ursprüngliche Atemform übergingen, wurden nicht als periodische Atmung geführt, sondern die vorherrschende Atemform eingetragen. Statistisch verwertbare Erfassungen periodischer Atemformen mußten den Hypoxieversuchen vorbehalten bleiben.

2. Wogende Atmung. Bei allen drei Patientengruppen kam wogende Atmung etwa gleich häufig vor. Insgesamt wurde sie 48mal registriert. Damit ließ sich kein Zusammenhang ihres Auftretens mit der Lokalisation der Hirnprozesse sichern.

3. Ataktische Atmung. Diese besonders schwere Atemformstörung ließ als einzige hirnlokalisatorische Besonderheiten erkennen: Unter 17 Untersuchungen fand sie sich bei infratentoriellen Prozessen 11mal, bei diffusen Hirnprozessen nicht.

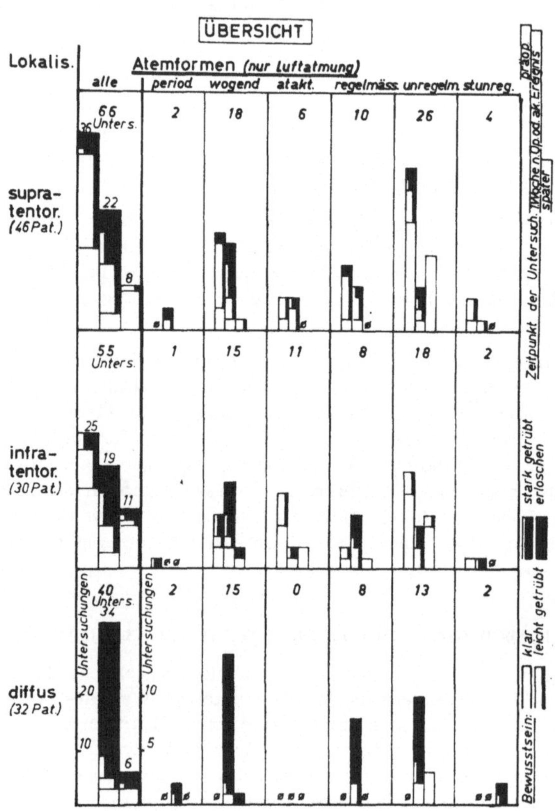

Abb. 11. Verteilung der Atemformen und Bewußtseinsstörungen. Präoperativ (linke Säulen), während der ersten Tage nach Operation oder zentraler Dekompensation (mittlere Säulen) und später (rechte Säulen)

Eine Ausnahme unter der Gruppe diffuser Hirnprozesse mit ataktischer Atmung mußte unberücksichtigt bleiben, weil eine hirnfremde Komplikation (akute tödliche Lungenembolie) zum Zeitpunkt der Untersuchung bestand und es sich neben dem diffusen Hirnprozeß (eitrige Meningitis) um den Zustand nach Entfernung eines frontotemporalen Tumors handelte.

Interessant ist die Zusammensetzung der supratentoriellen Prozesse mit ataktischer Atmung:

2 frontale und 2 parietale Tumoren, 1 temporales Gliom 24 Stunden nach operativ beseitigter akuter Atemlähmung, 1 zystisches

Spongioblastom des Septum pellucidum. Die frontalen und parietalen Tumoren zeigten nicht nur klinische Hinweise auf eine bulbäre Einklemmung (Nackensteife mit Schmerzausstrahlung in die oberen Extremitäten, Parästesien der Hände), sondern boten auch angiographische Zeichen einer axialen Hirnstammverschiebung. So war die A. communicans post. stets angespannt und bogenförmig kaudalwärts verlagert. Einer dieser Tumoren mit Übergreifen auf die oralen Stammganglien wurde erwähnt: Wenige Stunden nach der Untersuchung kam es akut zur tödlichen Atemlähmung.

Bei der Gruppe infratentorieller Prozesse mit ataktischer Atmung wurde eine bulbäre Einklemmung durch die Operation stets gesichert.

Als weitere Besonderheit der Patienten mit ataktischer Atmung fiel bei der Untersuchung der Atemleistung die Neigung zu vorübergehenden Hypoventilationen und Hyperventilationen im Zusammenhang mit bulbären Einklemmungserscheinungen auf. Unter den oben erwähnten 8 Fällen fand sich zumindest streckenweise (länger als 1 Minute) eine ataktische Atmung 6mal, während die beiden restlichen (Akustikusneurinome) eine normal unregelmäßige Atmung zeigten.

4. Regelmäßige Atmung. Wie bei wogender Atmung war die Verteilung auf die 3 Patientengruppen annähernd gleich. Insgesamt wurde regelmäßige Atmung 26mal registriert.

5. Normal unregelmäßige Atmung. Unauffällige Ruheatmung fand sich in 57 der 161 Untersuchungen. Die Verteilung auf die 3 Patientengruppen erfolgte mit geringfügigen Unterschieden:

Tabelle 9

Hirnlokalisation	Atomform normal unregelmäßig	Zahl gesamt
supratentoriell	26 (39,5%)	66
infratentoriell	18 (33%)	55
diffus	13 (33,5%)	40
	57 (35,4%)	161

Somit war die Zahl unauffälliger Ruheatmung bei supratentoriellen Prozessen wenig größer als bei den beiden anderen Gruppen.

6. Stark unregelmäßige Atmung. Sie wurde nur 7mal bei Ruheatmung registriert und kam bei allen Hirnlokalisationen vor. Für statistische Anhaltspunkte ist die Zahl zu klein.

γ) Atemform und Schwere der allgemeinen Hirnschädigung

Aus Abb. 11 geht hervor:

Tabelle 10

Atemform	Zahl der Untersuchungen	Bewußtseinsverhalten	
		wach oder leichte Trübung	starke Trübung oder Koma
periodisch	5	1	4
wogend	48	20	28
ataktisch	17	15	2
regelmäßig	26	15	11
normal unregelmäßig	57	43	14
stark unregelmäßig	8	5	3
	161	99	62

Normal unregelmäßige Atemformen kamen bei wachen oder leicht bewußtseinsgetrübten Patienten wesentlich häufiger vor als bei stark benommenen oder bewußtlosen. Bei wogender Atmung war fast die Hälfte der Kranken wach oder nur leicht bewußtseinsgetrübt. Am meisten fiel auf, daß gerade die von seiten der Atmung besonders gefährdete Gruppe mit ataktischer Atmung fast ausschließlich wach oder nur leicht bewußtseinsgetrübt war.

Eine Relation zwischen dem Schweregrad der Hirnschädigung und der Zunahme ataktischer Atemformen bestand demnach nicht. Im Hinblick auf postoperative Dekompensationszustände ließ sich das Material nach Atemformen zu verschiedenen Erkrankungsphasen ordnen:

Tabelle 11

Atemform	Zahl der Untersuchungen	Erkrankungsphase		
		präoperativ	postoperativ	
			< 1 Woche	> 1 Woche
periodisch	5	1	4	—
wogend	48	14	30	4
ataktisch	17	10	5	2
regelmäßig	26	8	17	1
normal unregelmäßig	57	24	18	15
stark unregelmäßig	8	4	2	2
	161	61	76	24

Fälle mit diffusen Hirnschädigungen sind in den postoperativen Gruppen enthalten. Statt des Operationszeitpunktes wurde der Zeitpunkt der akuten Dekompensation (bei Traumen der Zeitpunkt des Unfalls) angenommen.

Eine Zunahme wogender und regelmäßiger Atmung während der ersten Tage nach der Operation war deutlich. Die Zahl normal unregelmäßiger Atemformen nahm ab. Während der Rekonvaleszenz kam es wieder zum Anstieg normal unregelmäßiger Atemformen und zum Rückgang der pathologischen Formen. Die ataktische Atmung machte auch hier eine Ausnahme, da sie präoperativ häufiger als kurz nach der Operation zu sehen war.

Zusammenfassung der Untersuchungen bei Ruheatmung (Luftatmung)

1. Die Atemleistung war bei supra- und infratentoriellen Tumoren präoperativ überwiegend unauffällig. Bei supratentoriellen Prozessen kam es postoperativ in der Hirnödemphase zu einem allmählichen Anstieg und Wiederabfall der Ventilation mit unregelmäßiger Steigerung der Atemäquivalente. Infratentorielle Prozesse ließen einen postoperativen Ventilationsanstieg vermissen. Die Atemäquivalente sanken teilweise beträchtlich ab, sofern keine stärkere zerebrale Allgemeinreaktion vorlag. Die Ventilationsänderungen beider Patientengruppen erfolgten überwiegend durch Vergrößerung bzw. Verkleinerung der mittleren Atemamplituden, weniger durch Frequenzänderungen. Ventilationsänderungen und Grade der zerebralen Allgemeinbeteiligung (Bewußtseinsstörungen) verhielten sich nicht proportional. Schwere diffuse Hirnläsionen zeigten Ventilationssteigerungen mit besonders erheblicher Streuung der Atemäquivalente. Steigerungen der Atemäquivalente zeigten besonders Patienten mit Streckanfällen, Senkungen komatöse Patienten ohne Streckanfälle. Die Ventilationszunahme erfolgte hier meist durch Frequenzsteigerung bei Verminderung der mittleren Atemamplituden.

2. Supratentorielle und infratentorielle Tumoren mit bulbärer Einklemmung zeigten eine Tendenz zu kurzdauernden Hypoventilationen, die mit einer Verstärkung der Einklemmungssymptome einhergehen konnten. Die Ruheatmung war bei ihnen überwiegend ataktisch.

3. Blutgasanalysen führten zu gleichen Ergebnissen wie spirometrische Untersuchungen. Es fanden sich respiratorische Alkalosen nach supratentoriellen Eingriffen und nach infratentoriellen Freilegungen mit stärkerer zerebraler Allgemeinbeteiligung. Ein Zusammenhang zwischen der Schwere des klinischen Bildes und dem Grad der Hyperventilationsalkalose fand sich auch hier nicht. Ebenfalls übereinstimmend mit spirometrischen Ergebnissen konnte eine Hyperventilationsalkalose bei schwerer umschriebener kaudaler Hirnstammläsion ohne zerebrale Allgemeinbeteiligung fehlen.

2. Reaktion auf Sauerstoffmangel

Eingangs wurde bei Beschreibung der Methodik dargelegt, daß zwei Versuchsserien mit unterschiedlich tiefer Hypoxie und unterschiedlich langer Dauer durchgeführt worden sind. Die Untersuchung einer größeren Patientenzahl in flacher Hypoxie war unumgänglich, da bisher keine Hypoxieversuche an Kranken mit raumfordernden intrakraniellen Prozessen bekannt geworden sind. Dagegen ist hinreichend bekannt, daß die Sauerstoffmangelempfindlichkeit des Kortex wesentlich größer als die subkortikaler Strukturen ist. Daher mußte sorgfältig das Bewußtseinsverhalten der Kranken während der Untersuchungen kontrolliert werden.

Bei der ersten Serie mit flacher Hypoxie (16% O_2 inspirat.) war die Zahl schwerer Allgemeinschädigungen und Hirnstammeinklemmungen größer als bei Versuchen in tieferer Hypoxie:

Tabelle 12

Untersuchungs-serie	Zahl der		Bewußtseinslage		mes. oder bulbäre Hirnstamm-einklemmung	
	Patienten	Unter-suchungen	klar oder leicht getrübt	stark getrübt oder Koma	+ (+)	++ (++)
flache Hypoxie (16% O_2 inspir.)	32	44	23	21	13	31
tiefe Hypoxie (10% O_2 inspir.)	44	59	40	19	29	30

Bei drei Kranken kam es in Hypoxie zur Verstärkung der Einklemmungserscheinungen.

Bei geringer Hypoxie traten heftige Nackenschmerzen mit Parästhesien der Hände auf, die in Normoxie sofort wieder verschwanden. Die Erscheinungen entsprachen denen von zwei Patienten bei Luftatmung. Auch hier wurde während der Einklemmungserscheinungen eine kurzdauernde Hyperventilation beobachtet. Stets wurden die Einklemmungen bioptisch bestätigt. Einer der drei Kranken erlitt 24 Stunden nach dem Hypoxieversuch während der Vorbereitung zur Ventrikulographie eine Atemlähmung (634/64 in Abb. 13), die sofort operativ beseitigt wurde.

Nach diesen Beobachtungen wurden Hypoxieversuche, besonders in tiefer Hypoxie, bei klinisch erfaßbaren bulbären Einklemmungen mit Zurückhaltung durchgeführt. Sie erklärt die geringe Zahl schwerer Fälle in dieser Gruppe.

Eine Verstärkung der klinischen Zeichen einer Mittelhirneinklemmung war nicht zu beobachten, abgesehen von der in Hypoxie stärkeren Ausprägung der Streckautomatismen.

Nach Ausschluß von 3 Untersuchungen mit vorzeitigem Versuchsabbruch und 2 weiteren aus technischen Gründen blieben 98 Hypoxieversuche, bei denen sich Änderungen der Atemform prüfen ließen.

SUPRATENTORIELLE TUMOREN

Provokation periodischer und ataktischer Atemformen durch Sauerstoffmangel
(• 16% O_2　■ 10% O_2　inspiratorisch)
Atemdepression durch Sauerstoff und CO_2-Antwort dieser Fälle

J.Nr.	Alter	DIAGNOSE	Hirndruck (- + ++)	StP	Hirnstamm-einklemm. (mesenc. / medull.)	Luft-atmung	O_2-Mangelatmung (period / atakt / andere)	O_2 Atmg. (Atemdepress / schwache / starke Atemdepr)	CO_2 Antw.kurven (Norm-Bereich / Li-Verscheb / Re-Verscheb / steiler / flacher / früh CO_2-Narkose)	LOKALIS
335/54	40 J	chromophob Hypoph.adenom	O / O	–	– / ·	unregelm atakt	• / •	+	+ / + / + / + / ?	suprasellär
261/54	50	"	O O / O	–	· / ·	wogend	•	+ / +	+ / + / + / ?	
601/54	44	Meningeom d. Tub.sellae	O O / O	–	· / ·	unregelm	•	+ / +	+ / + / + / – / ?	
114/64	65	"	O O / O	●	– / –	wog.	■	+ / + / +	+	
813/54	49	Craniopharyngeom	O	–	– / –	unreg.	■	+	+	
879/64	55	Metastase	O	–	– / –	unreg.	■	+		frontobasal
851/64	57	Meningeom d. Olfaktoriusrinne	O	+	– / –	unreg.	■	+	+ / + / ?	
447/65	9	Metastase	●	+	+ / –	unreg. s	■	+	– / – / –	
204/64	35	Oligodendrogliom (Rezidiv)	O ●	+ / –	+ / –	wog.	■	+ / +		frontomedial
129/64	60	Glioblastom	● / ●	+ / +	(+) / –	regelmäss wogend	• / •	+ / +	+ / + / + / –	
773/64	44	Oligodendrogliom	O	+	(++)	regelmäss	•	+	+ / +	
106/64	27	Astrozytom	O	+	+ / –	atakt.	■	+		
177/65	47	Glioblastom	● / ● / O	+ / +	+ / (+) / –	wogend unregelm	• / • / •	+ / +	+ / + / + / ? / ?	frontodorsal
351/64	50	Meningeom	● / ● / O	+ / +	+ / + / –	st.unregelm unregelm	• / •	+	+ / + / +	
588/64	60	Meningeom (maligne)	O	+	+	st.unregelm	•	+	+	
353/64	65	Spongioblastom	●	+	+	wogend	•	+		
156/64	56	Glioblastom	O	+	(+) / –	wogend	•	+	+ / + / ?	
746/64	37	Angiom d.Balkenregion m.Ventrikelblutung	●	–	– / –	unreg.	■	+	+ / + / –	rostr. Hirnstamm dorsolateral
585/64	35	Meningeom d.Vierhügel-region	● / ●	O + / +	+ / (+) / –	regelmäss	•	+	+ / + / + / ?	
339/64	14	zyst.Spongioblastom d.Sept. pelluc. u. oral.Stammggl.	● / O	+ / (+)	(+) / –	unreg. s atakt unreg. s	■	+ / +		
172/55	25	Tentoriummeningeom	O	+	+	unreg.	■	+	+ / + / –	
387/64	40	Falxmeningeom	O / O	+ / +	– / –	unreg. s	■	+	+ / + / –	parietal
243/65	38	Meningeom d Fiss. Sylv.	O	+	– / –	unreg.	■	+		
132/65		zyst.Metastase m. Ventrikeleinbruch	O	+	+ / –	atakt.	■		+ / + / –	
284/55	40	Angiom m.Massenblutung	O	–	– / –	unreg.	■	+		
275/65	39	Epidermoid	O	+	+ / –	wog.	■	+		temporal
8/65	54	Metastase	O	+	+ / –	wog.	■			
300/65	65	Glioblastom	O / O	+ / +	(+) / –	unreg. s wog.	■	+ / +	+ / + / – / – / –	
789/64	31	Astrozytom	● / O	+ / –	(++) / –	(++) / –	atakt. unreg. s	■	+ / + / – / – / ?	
304/64	39	zyst.Astrozytom (Zystendrainage)	●	+	++ / –	wogend	■	+	+ / + / –	

Zeichenerkl.:　wach O | + latent | ++ manifest | Coma ● | (+) op beseit vor 24–48 Std
Einklemmung
s: Seufzeratmung　? nicht zu beurteilen
Zeitpunkt der Untersuchung: präoperativ / <1 Woche postoperativ / >1 Woche postoperativ / usw

Abb. 12 bis 14. Materialübersicht. Klinische Daten und Atemformen bei Patienten mit Sauerstoffmangeltest sowie Verhalten bei Sauerstoffatmung und CO_2-Retention

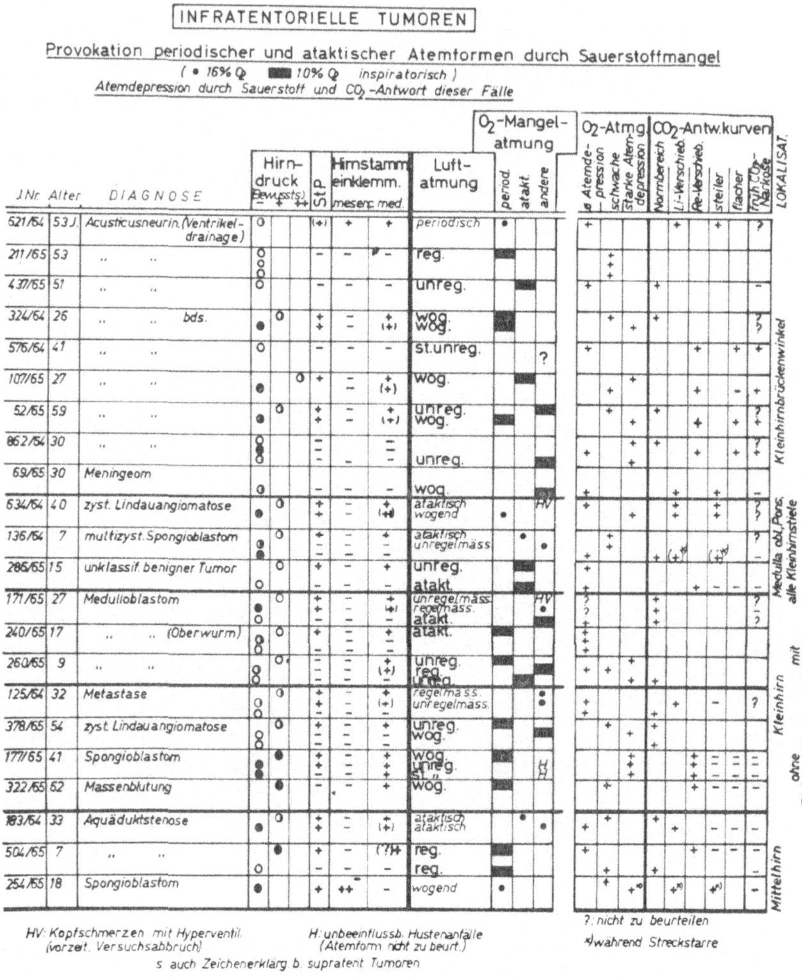

Abb. 13

a) Ventilationsgrößen während Hypoxie

Das Atemminutenvolumen nahm bei fast allen Versuchen in Hypoxie zu. Eine deutliche Abnahme der Ventilation ließ sich nur bei einem Patienten sichern. Er wird im Kapitel „Klinisch-praktische Aspekte" berücksichtigt.

Da seit BENZINGER bekannt ist, daß (ohne Konstanthaltung des alveolaren pCO_2) die Ventilationssteigerung in Hypoxie keine klare Beziehung zur Tiefe der Hypoxie aufweist, vermögen die eigenen Untersuchungen in Hypoxie nichts über

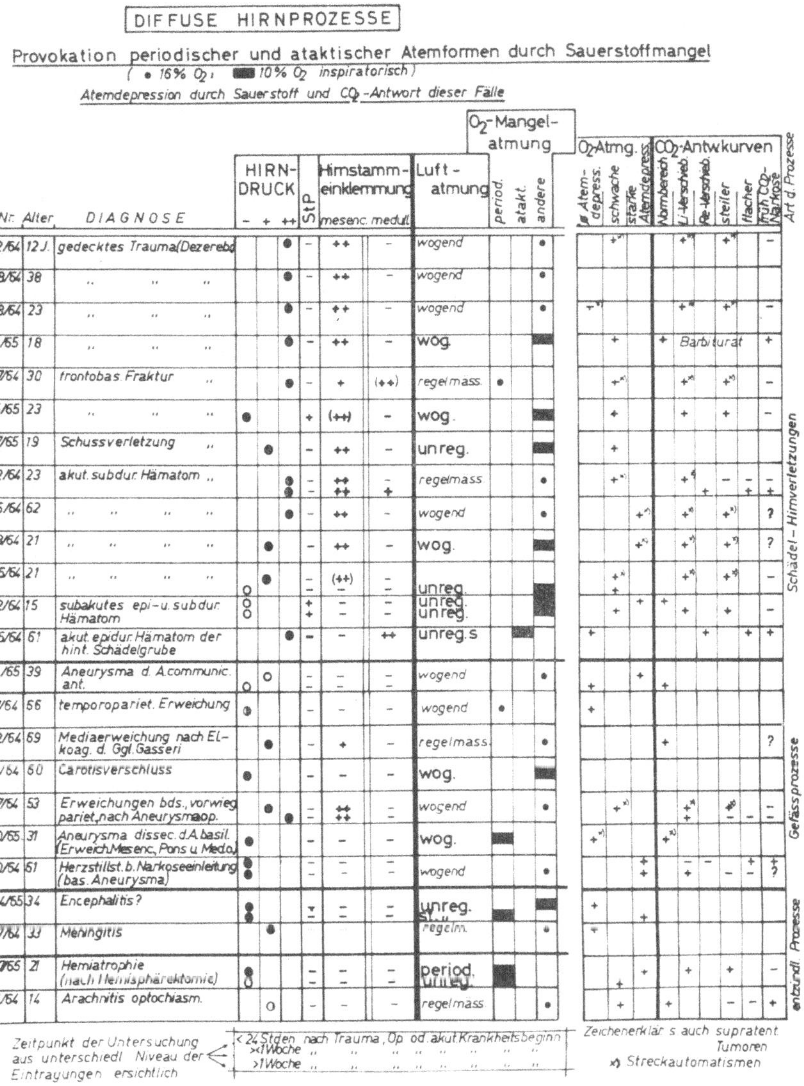

DIFFUSE HIRNPROZESSE

Provokation periodischer und ataktischer Atemformen durch Sauerstoffmangel

(• 16% O_2 ; ▬ 10% O_2 inspiratorisch)

Atemdepression durch Sauerstoff und CO_2-Antwort dieser Fälle

J.Nr.	Alter	DIAGNOSE	HIRN-DRUCK (- + ++)	StP	Hirnstamm-einklemmung (mesenc. / medull.)	Luft-atmung	O_2-Mangel-atmung (period. / atakt. / andere)	O_2-Atmg. (∅ Atem-depress. / schwache / starke Atemdepress.)	CO_2-Antwkurven (Normbereich / Li.-Verschieb. / Re.-Verschieb. / steiler / flacher / früh CO_2-Narkose)	Art d. Prozesse
642/64	12 J.	gedecktes Trauma (Dezereb.)	●	–	++	wogend	andere ●	+⁾	+ / + / –	Schädel–Hirnverletzungen
348/64	38	,, ,, ,,	●	–	++	wogend	andere ●			
738/64	23	,, ,, ,,	●	–	++	wogend	andere ●	–⁾	+ / + / –	
164/65	18	,, ,, ,,	●	–	++	wog.	▬	+	+ Barbiturat / +	
797/64	30	frontobas. Fraktur ,,	●	–	+ (++)	regelmass.	period. ●	+⁾	+ / + / –	
65/65	23	,, ,, ,,	●	+ (++)		wog.	▬	+	+ / + / –	
287/65	19	Schussverletzung ,,	●	–	++	unreg.	▬	+		
772/64	23	akut. subdur. Hämatom ,,	●	–	++ / ++ / +	regelmass	andere ●	+⁾	+ / – – / + +	
446/64	62	,, ,, ,, ,,	●	–	++	wogend	andere ●		+ / + / +⁾	?
883/64	21	,, ,, ,, ,,	●	–	++	wog.	▬		+ / + / +⁾	?
806/64	21	,, ,, ,, ,,	○ ●	– (++) –	unreg.		▬	+⁾ / +	+ / +⁾	
852/64	15	subakutes epi-u. subdur. Hämatom	○ ○ ○	+ – / + –	unreg. unreg.	▬	+ + / + / + / –			
826/64	61	akut. epidur. Hämatom der hint. Schädelgrube	●	– – ++	unreg. s	▬	+	+ / + +		
144/65	39	Aneurysma d. A.communic. ant.	○ ○	– – –	wogend	andere ●	+ / + / +			Gefässprozesse
197/64	56	temporopariet. Erweichung	◑	– – –	wogend	period. ●	+			
302/64	69	Mediaerweichung nach El-koag. d. Ggl. Gasseri	●	– + –	regelmass.	andere ●	+	?		
118/64	60	Carotisverschluss	●	– – –	wog.	▬				
557/64	53	Erweichungen bds., vorwieg. pariet., nach Aneurysmaop.	● ●	– ++ – / – ++ –	wogend	andere ●	+⁾	+⁾ / +⁾ / – –		
60/65	31	Aneurysma dissec. d.A.basil. (Erweich.Mesenc., Pons u. Med.)	●	– – –	wog.		+⁾	+⁾		
90/64	61	Herzstillst. b. Narkoseeinleitung (bas. Aneurysma)	● ●	– – –	wogend	andere ●	+ / +	+ / – – / + +	?	
254/65	34	Encephalitis?	● ●	– – –	unreg. st. u.	▬	+ / +			entzündl. Prozesse
247/64	33	Meningitis	●		regelm.	andere ●	–⁾			
67/65	21	Hemiatrophie (nach Hemisphärektomie)	● ○	– – –	period. unreg.	▬	+	+ / + / –		
164/64	14	Arachnitis optochiasm.	○	– – –	regelmass	andere ●	+	+ / – – / +		

Zeitpunkt der Untersuchung aus unterschiedl. Niveau der Eintragungen ersichtlich:
< 24 Stden nach Trauma, Op od. akut. Krankheitsbeginn;
>1 Woche ,, ,, ,, ,, ,, ,,;
>1 Woche ,, ,, ,, ,, ,, ,,

Zeichenerklär. s. auch supratent. Tumoren
x) Streckautomatismen

Abb. 14

eventuelle Änderungen des O_2-Mangelantriebs bei zerebralen Läsionen auszusagen, abgesehen von der oben genannten Ausnahme.

Die Ventilationssteigerungen in Hypoxie bewegten sich in Größenordnungen von 130 bis 200% der Ruheatmung und entsprachen damit den Verhältnissen, wie sie für Gesunde von GRAY (1950) angegeben wurden.

b) Änderung der Atemform durch Sauerstoffmangel

Bei insgesamt 98 Untersuchungen in Hypoxie wurde 41mal das Auftreten einer periodischen oder ataktischen Atmung registriert. Die klinischen Daten dieser Untersuchungen einschließlich der Ergebnisse anderer Belastungsprüfungen wurden in Abb. 12 bis 14 nach der Hirnlokalisation der Prozesse (bei diffusen Hirnprozessen nach der Artdiagnose) geordnet und die Atemformänderungen in Hypoxie hervorgehoben.

Bei fünf Normalpersonen konnte auch noch in tieferer Hypoxie als der bei Patienten gewählten tiefsten Stufe keine Atemperiodik provoziert werden. Bezüglich der in tiefer Hypoxie bei Gesunden auftretenden Periodik und Atempausen (ataktischer Atmung) sei auf Beobachtungen HALDANES und POULTONS (1908) und die Erfahrungen der Höhenphysiologie (s. bei WINTERSTEIN 1955, ROSSIER, BÜHLMANN und WIESINGER 1958) verwiesen.

In drei Fällen brachte Hypoxie die Atemataxie zum Verschwinden. Unter Ventilationsanstieg verkürzten sich die bei ataktischen Atemformen so charakteristischen Atempausen. Die Atemzugtiefe wurde regelmäßiger.

Tabelle 13. *Provokation periodischer und ataktischer Atemformen durch Sauerstoffmangel*

Atemform bei Luftatmung	Gesamtzahl	Atemform in Hypoxie	
		nicht periodisch oder ataktisch	periodisch oder ataktisch
periodisch	2	—	2
wogend	33	*19*	*14*
ataktisch	12	*3*	9
regelmäßig	14	8	6
normal unregelmäßig	34	*25*	*9*
stark unregelmäßig	3	2	1
zusammen	98	57	41

Der Vergleich der stark vertretenen pathologischen Atemformen im vorliegenden Material, der wogenden, zeigt eine deutlich vermehrte Tendenz zum Übergang in periodische (bzw. ataktische) Atmung gegenüber der Gruppe normal unregelmäßiger Atemformen.

In Abb. 15 *a* ist der Übergang normal unregelmäßiger Atmung in ungleichförmig periodische bei einem psychisch unauffälligen Kind mit intraventrikulärem Medulloblastom wiedergegeben (Abb. 15 *b*). Eine nach Hypoxie auftretende ataktische Atmung normalisierte sich rasch wieder. Kam es zu gleichförmig periodischer

Atmung, waren Übergänge zur Normalatmung stets durch regelmäßig wogende Atmung gekennzeichnet, wie dies auch sonst bei
Cheyne-Stokes-Perioden bekannt ist (Abb. 16).

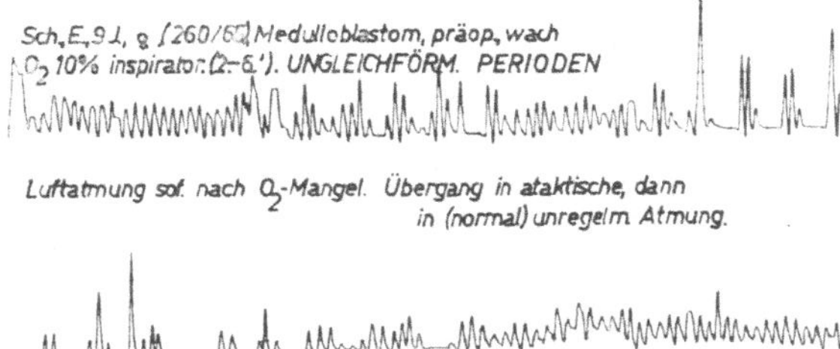

Abb. 15 *a*. Hypoxietest. Übergang normal unregelmäßiger Atmung in ataktische
und ungleichförmig periodische Atmung bei bulbärer Einklemmung

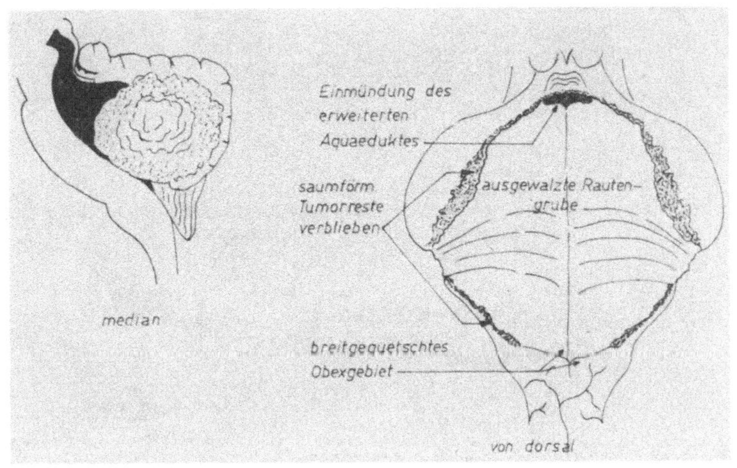

Abb. 15 *b*. Nach dem Operationsbefund angefertigte Skizze des Falles von Abb. 15 *a*

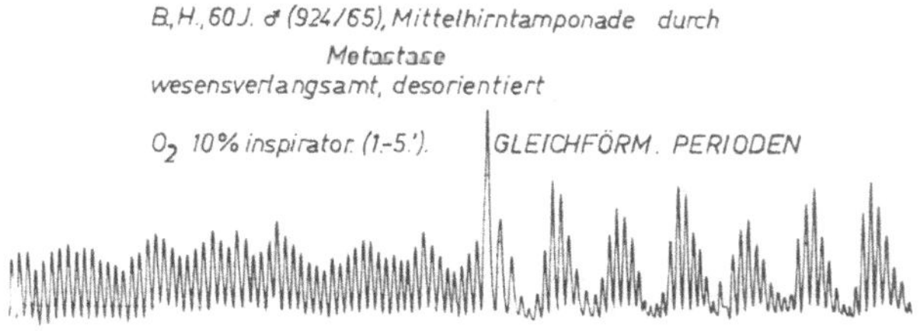

Abb. 16. Hypoxietest. Übergang wogender in gleichförmig periodische Atmung
(vom Cheyne-Stokes-Typ) bei Mittelhirntamponade

Sonstige Atemformänderungen in Hypoxie. Wie sich Entstehen
und Abklingen gleichförmig periodischer Atmung in der wogenden
Form vollzog, so zeigte wogende Ruheatmung bei Übergang in

Hypoxie eine Verstärkung der Atemwogen bis zur Ausbildung gleichförmiger Perioden.

Meist leitete ein Seufzer die Periodik ein. Auch hierin unterschied sich die Entstehung der Periodik nicht von Beobachtungen, wie sie bei Luftatmung geläufig sind. Bei ataktischen Atemwogen, die streckenweise bereits bei Luftatmung eine beginnende Atemperiodik

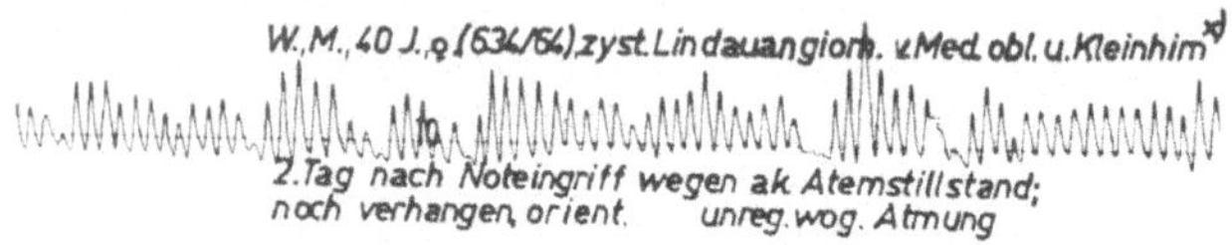

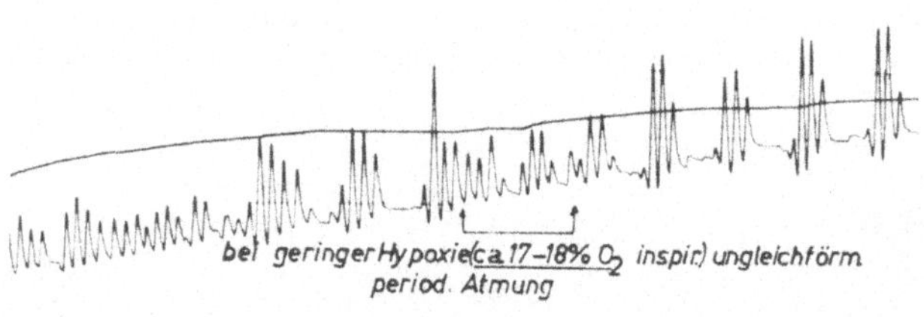

Abb. 17. Hypoxietest. Unregelmäßig wogende Ruheatmung, Atempausen (Übergänge in Atemataxie) mit latenter Bereitschaft zu ungleichförmig periodischer Atmung *nach* bulbärer Einklemmung

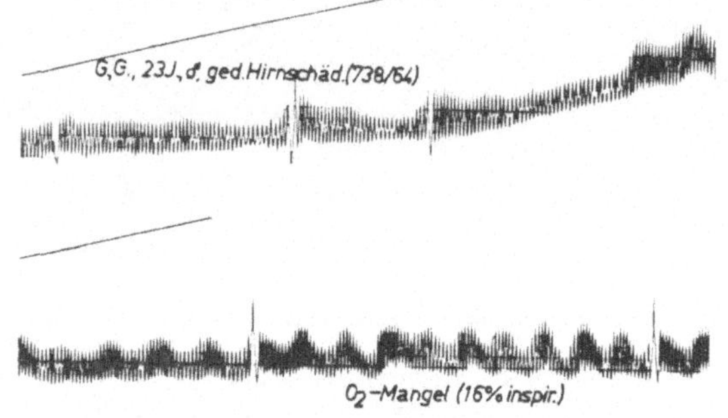

Abb. 18. Hypoxietest. Synchrone Verstärkung von Atemwogen und Streckanfällen bei Sauerstoffmangel

erkennen ließen (Abb. 17), entwickelten sich sofort nach Beginn einer geringen Hypoxie ungleichförmig periodische Atemzüge.

Kam es bei wogender Atmung nicht zur Ausbildung von Atemperioden, so führte die Hypoxie zumindest zu einer Vertiefung und Häufung der Atemwogen, am ausgeprägtesten bei Dezerebrierten. Die Atemwogen verhielten sich synchron zu Streckautomatismen (Abb. 18) und beeinflußten sich in ihrer Frequenz wechselseitig. In einem Fall wurden die Streckanfälle durch Inaktin beseitigt, traten während Hypoxie mit Atemwogen gekoppelt wieder auf und verschwanden in Normoxie sofort.

α) Abhängigkeit von der Lokalisation der Hirnprozesse

Bereits Fälle mit normal unregelmäßiger Ruheatmung zeigten Unterschiede der Sauerstoffmangelreaktion in Abhängigkeit von der Hirnlokalisation der Prozesse:

Tabelle 14

normal unregelmäßige Luftatmung Hirnlokalisation	Zahl	Atemform in Hypoxie	
		nicht periodisch oder ataktisch	periodisch oder ataktisch
supratentoriell	18	16	2
infratentoriell	9	4	5
diffus	7	5	2
	34	25	9

Supratentorielle Tumoren zeigten bei normaler Ruheatmung kaum Tendenz zu periodischer oder ataktischer Atmung in Hypoxie. Trotz der kleinen Zahl ist demgegenüber die Neigung infratentorieller Prozesse zur Periodik und Ataxie deutlich. Die Gruppe diffuser Hirnläsionen zeigte selten normale Ruheatmung. Die kleinen Zahlen erlauben keine Rückschlüsse.

Aufschlußreich war ein Vergleich zwischen den beiden schwersten Atemformstörungen, der gleichmäßigen und der ungleichmäßigen periodischen Atmung.

Für die Wahl der letzteren war bestimmend, daß sie unter O_2-Mangel stets nach dieser Periodenstufe mit ataktischer Atmung auftrat.

Ihre Gegenüberstellung ergab eine Prädilektion supratentorieller und tentoriumnaher Prozesse zu gleichförmig periodischer Atmung, während ungleichförmige Periodik bei bulbären Schädigungen beobachtet wurde:

Tabelle 15

Hirnlokalisation	Zahl	provozierte Atemformen	
		gleichförmig	ungleichförmig
		periodisch	
supratentoriell	9	8	1
infratentoriell	15	3	12
diffus	6	5	1
	30	16	14

Provokation gleichförmiger Atemperioden durch Sauerstoffmangel

				Hirndruck				Hirnstammeinklemm. (klin. u. angiogr.)			1.Woche postop. x)		
Gruppe	J. Nr.	ALTER	DIAGNOSE	−	+	++	StP	mesenc.	medull.	Luftatmung	präop.	>1 Woche	Trach.
supratentorielle Tumoren	335 / 64	40 J.	chromophob. Hypoph. adenom		○		−	−	−	inkonst. period.		+	−
	8 / 65	58	temp. Metastase			●	+	+	−	wogend	+		−
	353 / 64	66	front. Spong. obl. m. Blutung			●	+	+	−	wogend	+		−
	156 / 64	56	front. Glioblastom			◑	+	+	−	wogend		+	+
	585 / 64	35	Vierhügelmeningeom			○	+	+	−	regelmäss.	+		−
	879 / 64	55	frontobas. Metastase		○		−	−	−	unregelm.	+		−
	300 / 65	64	temp. Glioblastom			○	+	+	−	unregelm.	+		−
	275 / 65	39	temporobas. Epidermoid		○		+	+	−	wogend	+		−
infratent. Tumoren	324 / 64	26	Acusticusneurinom bds.		○		+	−	+	wogend	+		−
	541 / 65	53	Acusticusneurinom	●			−	−	+	wogend		+	+
	211 / 65	53	Acusticusneurinom	○			−	−	−	regelmäss.	+		−
diffuse Hirnproz.	67 / 65	21	Hemiatrophie	●			−	−	−	inkonst. period.	+		−
	197 / 64	66	temporo–pariet. Erweichung	●			−	−	−	wogend	+		−
	67 / 65	21	Hemiatrophie	○			−	−	−	wogend		+	−
	60 / 65	31	Aneurysma dissec. d. A. basil.	●			−	−	−	wogend	+		+
	792 / 64	30	frontobasale Fraktur			●		+	(++)	regelmäss.	+		+

x) oder nach akutem Erkrankungsbeginn

Provokation ungleichförmiger Atemperioden durch Sauerstoffmangel

				Hirndruck				Hirnstammeinklemm. (klin. u. kontrastdiag.)					Trach.
Gruppe	J. Nr.	Alter	DIAGNOSE	−	+	++	StP	mesenc.	medull.	Luftatmung	präop.	>1 Woche	Trach.
supratent.	789 / 64	31 J.	temp. Astrozytom			(○)	+	+	(+!)	ataktisch		+	−
Tumoren infratentorielle	621 / 64	53	Acusticusneurinom (Ventrikeldauerdrainage)	●			(+)	+	+	periodisch	+		−
	324 / 64	26	Acusticusneurinom bds.		○		+	−	+	wogend	+		−
	177 / 65	41	Kleinhirnspongioblastom		◑		+	−	+	wogend	+		−
	52 / 62	59	Acusticusneurinom	●			+	−	(+)	wogend		+	+
	634 / 64	40	zyst. Lindauangiomatose (Kleinhirn u. Medulla obl.)		◑		+	−	(+)	wogend		+	−
	254 / 65	18	Mittelhirnspongioblastom (Streckanfälle)	●			+	++	−	wogend		+	+
	240 / 65	17	Medulloblastom (Oberwurm)		○		+	−	+	ataktisch	+		−
	504 / 65	7	Aquäduktstenose		○		+	−	?	regelmäss.	+		−
	"	"	"	○			−	−	−	"	•	+	−
	260 / 65	9	Medulloblastom intraventrik.		○		−	−	+	unregelm.	+		−
	378 / 65	54	zyst. Kleinhirn-Angiomatose		○		+	−	+	unregelm.	+		−
	322 / 65	62	Massenblut. Kleinhirnhemisph.		◉		−	−	+	wogend	+		−
diffus. Proz.	264 / 65	34	Encephalitis	●			−	−	−	st. unreg.	−	+	+

(in Klammern: 24–48 Std. nach Atemstillstand unters.)

Abb. 19. Gleichförmige Periodik überwiegend bei supratentoriell oder kranial von der Medulla oblongata lokalisierten Läsionen. Ungleichförmige Periodik überwiegend bei kaudalen Hirnstammläsionen

Die zugehörigen klinischen Daten sind in Abb. 19 angegeben. Bei drei infratentoriellen Prozessen mit gleichförmiger Atemperiodik handelte es sich um große Akustikusneurinome mit Kompression von Brücke und Mittelhirn.

Bei Fällen mit ungleichförmigen Perioden deutete die infratentorielle Lokalisation der Prozesse mit klinischen und operativ belegten bulbären Einklemmungen auf die Möglichkeit einer bulbären Ursache hin. Nur bei einer Aquäduktstenose (504/65) konnte

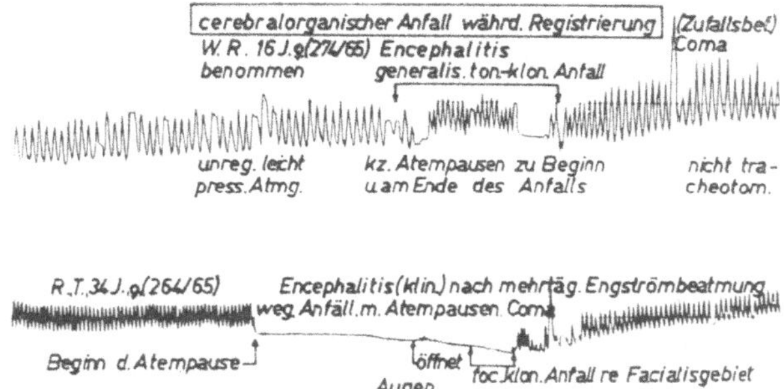

Abb. 20. Oberes Spirogramm: Supratentorielle entzündliche Läsion. Kurze Atempausen im Anfall. Unteres Spirogramm: Diffuse Enzephalitis mit „maschinenmäßiger", später ataktischer Atmung. Lange Atempause im Anfall

die bulbäre Einklemmung nicht operativ gesichert werden, weil die Beseitigung der Einklemmung durch Anlegen einer Pudenz-Heyer-Drainage erfolgte.

Bei zwei Fällen mit supratentorieller bzw. diffuser Lokalisation konnten Fernwirkungen auf die bulbären Atemregulationsgebiete auf Grund von Atemlähmungen oder minutenlangen Atempausen als sicher angenommen werden:

Ein Kranker mit temporalem Astrozytom (789/64) (Abb. 19) wurde wach eingeliefert, klagte über Kopfschmerzen, häufiges Erbrechen und Nackensteife. Innerhalb weniger Minuten kam es zum Koma mit Streckstarre. Eine inzwischen eingetretene homolaterale Mydriasis ging rasch in doppelseitige Pupillenerweiterung über. Eine Viertelstunde nach Beginn der Verschlechterung kam es zur Atemlähmung. Unter Beatmung und sofortiger Angiographie mit anschließender Tumorexstirpation erholte sich der Kranke und wurde am nächsten Tag in gut ansprechbarem Zustand erstmals spirographisch untersucht. Die Ruheatmung war frequent und flach, streckenweise ataktisch, und ging unter Hypoxie in eine aus tiefen, langsamen Atemzügen bestehende ungleichförmige Periodik über.

Der zweite Fall, eine Enzephalitis (264/65) (Abb. 19), zeigte minutenlange Atempausen teils vor, teils nach kurzdauernden fokalen Anfällen im Fazialisgebiet. Im Gegensatz zu den bekannten Atempausen bei Anfällen (s. Abb. 20 oben) beherrschten die ungleichförmige Atemperiodik und Atempausen mit Zyanose das Bild (Abb. 20 unten). Nur durch mehrtägige Engströmbeatmung gelang es, die Patientin zu retten.

Die Gegenüberstellung supra- und infratentorieller Prozesse mit und ohne Einklemmungszeichen ergab die deutlichsten lokalisationsspezifischen Hinweise. Die Gruppierung erfolgte bei den infratentoriellen Prozessen klinisch und bioptisch, bei den supratentoriellen klinisch und angiographisch. Auf diffuse Prozesse mußte wegen der zerebralen Allgemeinschädigung trotz sicherer Einklemmungssyndrome in Einzelfällen verzichtet werden.

Tabelle 16. *Provokation periodischer und ataktischer Atmung durch Sauerstoffmangel*

Einklemmungsart (latent und manifest)	Zahl	Atemform in Hypoxie	
		nicht periodisch oder ataktisch	periodisch oder ataktisch
keine Einklemmung	25	18	7
Mittelhirneinklemmung	24	14	10
	49	32	17
keine Einklemmung	25	18	7
bulbäre Einklemmung	20	*5*	*15*
	45	23	22

Tabelle 17

Einklemmungsart (latent und manifest)	Zahl	Atemform in *flacher* Hypoxie	
		nicht periodisch oder ataktisch	periodisch oder ataktisch
mesenzephal + (+)	11	6	5
++ (++)	2	1	1
bulbär + (+)	4	3	1
(++)	1	—	1
keine	7	6	1
	25	16	9

Die Affinität bulbärer Einklemmungen zu periodischen und ataktischen Atemformen war nicht zu übersehen. Bei Vergleich zwischen flacher und tiefer Hypoxie zeigt sich, daß gewöhnlich erst die tiefe Hypoxie diese Zusammenhänge erkennen läßt.

Tabelle 18

Einklemmungsart (latent und manifest)	Zahl	Atemform in *tiefer* Hypoxie	
		nicht periodisch oder ataktisch	periodisch oder ataktisch
mesenzephal + (+)	13	7	6
++ (++)	—	—	—
bulbär + (+)	13	2	11
(++)	—	—	—
keine	18	12	6
	44	21	23

β) Abhängigkeit von der Schwere der Allgemeinerscheinungen

Periodische und ataktische Atemformen, die durch Hypoxie provozierbar waren, zeigten keine sichere Abhängigkeit von der Schwere der zerebralen Allgemeinerscheinungen, auch wenn zwei unabhängig voneinander gewonnene Kriterien (intrakranielle Druck-steigerungen und Bewußtseinsveränderungen) zugrunde gelegt wur-den:

Tabelle 19

Zerebrale Allgemeinschädigung Art	Zahl	Atemform in Hypoxie	
		nicht periodisch oder ataktisch	periodisch oder ataktisch
keine Hirndrucksteigerungen	46	29	17
Hirndruck + und ++	52	29	23
	98	58	40
keine oder leichte Bewußt-seinsstörung	60	35	25
stark benommen o. komatös	38	23	15
	98	58	40

Zusammenfassung der Sauerstoffmangelversuche

1. Läsionen des kaudalen Hirnstamms zeigten in Hypoxie eine ausgesprochene Affinität zu ungleichförmig periodischer und atak-tischer Atmung. Gleichförmig periodische Atmung fand sich bei allen Hirnlokalisationen raumfordernder Prozesse.

2. In tiefer Hypoxie waren diese Beziehungen besser erkennbar als in flacher Hypoxie. Hinweise auf eine Abhängigkeit von zere-bralen Allgemeinschäden ließen sich nicht erkennen.

3. Streckautomatismen traten in geringer Hypoxie verstärkt und frequenter auf. Hyperventilationen nahmen zu.

3. Reaktion auf Sauerstoff

Bei Inhalation einer sauerstoffangereicherten Atmosphäre wird bei Gesunden ein flüchtiger Ventilationsabfall beobachtet (DRIPPS und COMROE 1947, G. C. LOESCHCKE 1953, DEJOURS und Mitarb. 1956 und 1957, DEJOURS 1962, FLEISCH und HAAB 1957). Ursächlich wird eine Ausschaltung der Tätigkeit der O_2-Mangelrezeptoren (im Bereich der Karotis und Aorta) angenommen. Trotz anhaltenden Wegfalls des O_2-Mangelanteils des Atemantriebs kommt es nach wenigen Minuten nicht nur zum Wiederanstieg der Ventilation auf das Ausgangsniveau, sondern zu einer Ventilationssteigerung. Sauerstoffatmung erhöht den Oxyhämoglobinanteil des Blutes, wodurch es im kapillaren Bereich zu einer Verzögerung des CO_2-Transportes aus dem Gewebe kommt. Eine Gewebestauung der Kohlensäure mit pH-Verschiebung in saurer Richtung ist die Folge (sogenannter „*Gesell-Effekt*"). Ein gesteigerter Atemantrieb ist die Folge, weil sich die Gewebestauung der CO_2 auch im Bereich ihrer zentralen Rezeptoren auswirken muß (HECK 1942, DRIPPS und COMROE 1947). Die genaue Lokalisation der CO_2- und pH-Rezeptoren im Bulbärbereich ist seit einigen Jahren Gegenstand der Diskussion. Auf die experimentellen Arbeiten von H. H. LOESCHCKE und seinem Arbeitskreis sowie auf den von CUNNINGHAM und LLOYD 1963 herausgegebenen Bericht des Oxforder Physiologenkongresses von 1961 sei verwiesen.

a) Quantitative Ventilationsänderungen

α) Ventilationsabfall zu Beginn der Sauerstoffatmung

Der flüchtige Ventilationsabfall beträgt bei Gesunden während der ersten 3 Minuten Sauerstoffatmung weniger als 8%. G. C. LOESCHCKE, DEJOURS und Mitarb., FLEISCH und HAAB verwendeten bei ihren Untersuchungen sauerstoffangereicherte Gasgemische, die gerade ausreichten, die Tätigkeit der Chemorezeptoren auszuschalten. Der Gesell-Effekt trat dabei nur schwach in Erscheinung.

Bei den eigenen Untersuchungen mit einer fast 100%igen Sauerstoffatmosphäre wurde bei acht gesunden Kontrollpersonen kein initialer Ventilationsabfall beobachtet, da er von Anfang an durch den Gesell-Effekt überdeckt wurde.

Um so mehr mußten Ventilationssenkungen von 50% und tiefer auffallen, wie sie besonders bei Patienten mit Bereitschaft zu gleichförmig periodischer Atmung registriert wurden (SEEGER 1964).

Alle Sauerstoffversuche erfolgten *vor* Durchführung des O_2-Mangelversuchs, da bereits bei Gesunden nach Hypoxie mit einer vorübergehend gesteigerten O_2-Mangelsteuerung der Atmung zu rechnen ist. Wird kurze Zeit nach einem Hypoxieversuch Sauerstoff gegeben, so führt die Ausschaltung der Chemorezeptorentätigkeit zu wesentlich stärkerer initialer Atemdepression als sonst (DEJOURS 1962).

Abhängigkeit des Ventilationsabfalls von der Atemform. Da die stärksten Atemformveränderungen nur selten spontan zu beobachten waren, erschien eine Aufteilung des Materials nach Fällen mit latenter Bereitschaft zu periodischen und ataktischen Atemformen berechtigt.

Während der ersten Serie der Sauerstoffmangelversuche mit flacher Hypoxie war die Tendenz mancher zentraler Prozesse zu starken Atemdepressionen bei Beginn der Sauerstoffatmung noch nicht aufgefallen. Bei diesen Patienten war die

Sauerstoffatmung meist nur 2 bis 3 Minuten lang vor Durchführung anderer Versuche (CO_2-Rückatmung) registriert worden. Da mindestens 5minutige Registrierungen zur Erfassung des Phänomens notwendig sind (s. Abb. 21), konnten diese Versuche nicht zu quantitativen Erfassungen der Atemdepressionen herangezogen werden. Sie fanden Berücksichtigung bei qualitativer Betrachtung der Atemdepressionen.

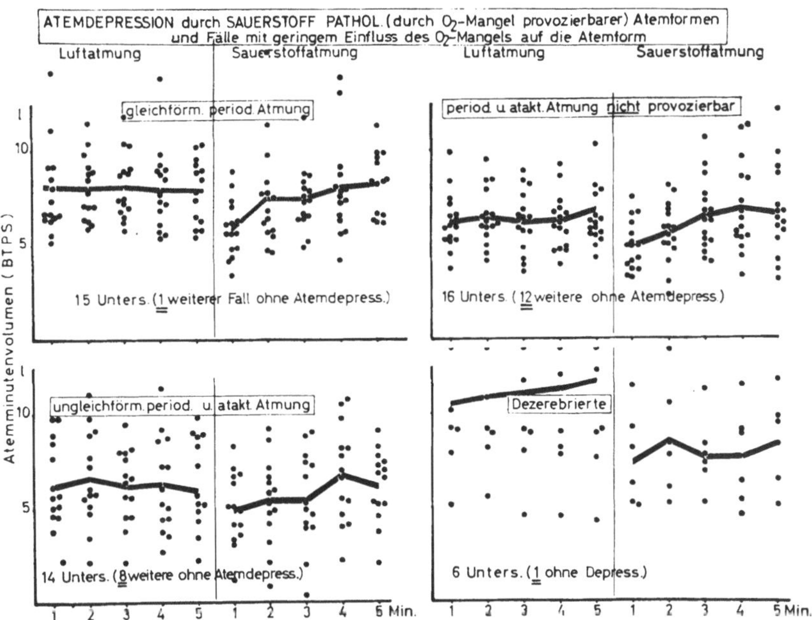

Abb. 21. Quantitative Unterschiede sauerstoffausgelöster Änderungen der Ventilation. Fälle mit und ohne latente oder manifeste Atemformstörungen sowie Dezerebrierte

Damit verfügten wir über Ergebnisse zur quantitativen Beurteilung bei Patienten, die in tiefer Hypoxie eine Bereitschaft zur Atemperiodik oder Atemataxie gezeigt hatten. Spontane Perioden und ataktische Formen wurden mit verwertet, da sie von Anfang an einer ausgiebigen Sauerstoffatmung unterzogen wurden, um zu prüfen, ob sich diese Atemformen beeinflussen ließen.

In Abb. 21 sind 51 Beobachtungen festgehalten, bei denen die Sauerstoffatmung initial zu einer kurzfristigen Senkung der Ventilation von mindestens 10% führte. Atemformen mit stärkerer Ruhestreuung wurden nur berücksichtigt, wenn der tiefste Wert bei je 5minutiger Registrierung von Luft- und Sauerstoffatmung in der ersten Minute Sauerstoffatmung auftrat. Von 16 Patienten mit Bereitschaft zu gleichförmig periodischer Atmung zeigten 15 eine initiale Atemdepression. Sie lag durchschnittlich nur wenig tiefer als bei der Gruppe mit nicht provozierbarer Periodik. Hier fiel auf,

daß von 28 Patienten nur 16 eine initiale Atemdepression erkennen
ließen. Bei provozierbarer Atemataxie fanden sich unter 22 Untersuchungen nur 14 mit Atemdepression. Sie war durchschnittlich
geringer als in den übrigen Gruppen.

In Einzelfällen konnte die Atemdepression tiefer sein als bei den anderen
Gruppen. So wurde bei einer Patientin mit ataktischer Atmung (s. Abb. 8) nach
wenigen Atemzügen zu Beginn der Sauerstoffatmung eine reproduzierbare Atempause von 1,5 Minuten Dauer beobachtet.

Die stärksten Atemdepressionen wurden fast ausschließlich während der ersten Minute Sauerstoffatmung gesehen. Bei allen Atemformen waren Ventilationssenkungen bis zu 3 Litern zu beobachten.
Eine Ausnahme machte die Gruppe der Dezerebrierten. Der Ventilationsabfall erreichte 5 Liter pro Minute. Das erheblich gesteigerte
mittlere Atemminutenvolumen und entsprechend das Atemäquivalent zeigten bei Sauerstoffatmung eine deutliche Normalisierungstendenz. Der Ventilationsabfall war größer als in den anderen
Gruppen.

β) Ventilation bei anhaltender Sauerstoffatmung

Nach Ablauf der 3. Minute Sauerstoffatmung stellte sich unabhängig von der Atemform ein Ventilationsniveau ein, das entsprechend dem Gesell-Effekt etwas über dem bei Luftatmung lag. Bei
den Dezerebrierten führte die O_2-Atmung über den starken initialen
Abfall hinaus zu einer gegenüber Luftatmung anhaltend herabge-
setzten Ventilation. Unter sieben Fällen fand sich nur eine Ausnahme.

Es handelte sich um eine Kopfschußverletzung mit Ventrikelblutung. Im
Gegensatz zu den übrigen Fällen erfolgte die Untersuchung nach Abklingen der
Streckanfälle jenseits der ersten Woche. Eine Pneumonie war nicht sicher auszu-
schließen.

b) Qualitative Ventilationsänderungen

α) Ventilationsabfall zu Beginn der Sauerstoffatmung

Zur Untersuchung qualitativer Ventilationsänderungen standen
159 Versuche unter Luft- und O_2-Atmung zur Verfügung. Eine
Gliederung in schwache und starke Atemdepressionen wurde nach
folgenden Kriterien vorgenommen:

Schwache Atemdepression (Abb. 22)

1. Amplitude allmählich ab- und wieder zunehmend. Frequenz
kaum verlangsamt. Abklingen der Depression meist in Form weniger, zunehmend flacherer Atemwogen.

Dieser Typ war mit 51 Beobachtungen der weitaus häufigste. Als Beispiel wurde das Spirogramm einer komatösen Frau mit bulbärer Einklemmung bei supratentoriellem Gliomrezidiv gewählt (J.Nr. 646/64). Die tödliche Atemlähmung erfolgte wenige Stunden nach der Registrierung. Das Spirogramm (Abb. 22 oben) zeigte als zusätzliche Besonderheit zahlreiche kurze Atempausen auf dem Gipfel des Inspiriums.

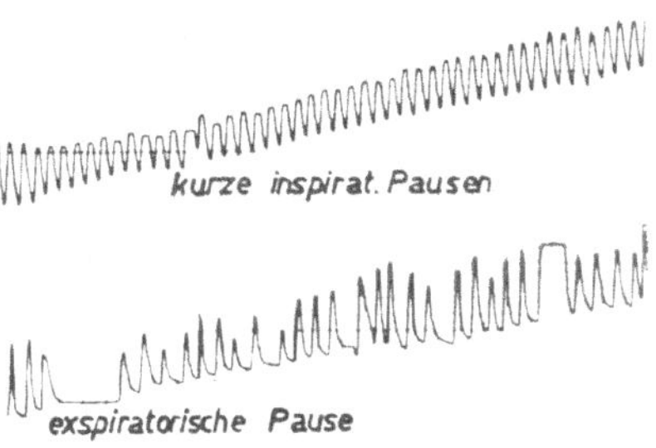

Abb. 22. Schwache Ventilationssenkungen (Atemdepressionen) zu Beginn der Sauerstoffatmung

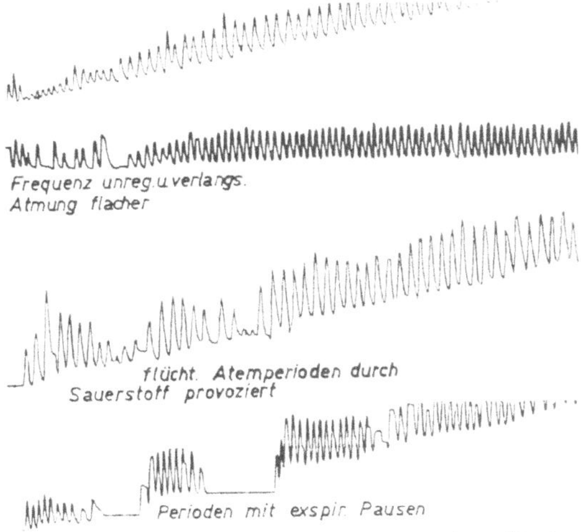

Abb. 23. Starke Ventilationssenkungen (Atemdepressionen) zu Beginn der Sauerstoffatmung

2. **Einmalige ex- oder inspiratorische Pause von 10 bis 20 Sekunden Dauer, wenige Atemzüge nach Beginn der Sauerstoffatmung.**

Abb. 22 (unteres Spirogramm) zeigt ein Beispiel mit exspiratorischer Pause bei 7 Beobachtungen. Inspiratorische Pausen traten 2mal auf.

Starke Atemdepression

1. **Starke Amplitudenverkürzung, leichte Frequenzverlangsamung (oberes Spirogramm in Abb. 23).**

7 Beobachtungen bei wachen und komatösen Patienten lagen vor. Es handelte sich um 1 supra-, 2 infratentorielle Prozesse und 4 diffuse Läsionen.

2. Starke Amplitudenverkürzung, Frequenz erheblich verlangsamt und unregelmäßig (zweites Spirogramm).

Die Atemdepressionen dieser Gruppe waren identisch mit kurzdauernden ataktischen Einstreuungen, die stets nach knapp 1 Minute verschwanden oder in einen anderen ataktischen Atemtyp übergingen. Von 11 Beobachtungen betrafen 4 supratentorielle, 6 infratentorielle Läsionen und 1 einen diffusen Prozeß, dem das Beispiel in Abb. 23 entstammte (Enzephalitis, J. Nr. 264/65, s. auch Abb. 19 und 20). Die Kranken waren psychisch unauffällig, benommen oder komatös.

3. Kurzdauernde gleichförmig periodische Atmung vom Cheyne-Stokes-Typ, in wenigen Atemwogen abklingend.

Während Cheyne-Stokes-Atmung unter Sauerstoffeinwirkung normalerweise zu verschwinden pflegt, kam es bei 12 Messungen zu kurzdauernder Aktivierung dieser Periodenform während der ersten Minuten der Sauerstoffatmung. Es handelte sich um 4 supra-, 6 infratentorielle und 2 diffuse Hirnläsionen. Besondere Beachtung verdient das in Abb. 23 (drittes Spirogramm) gewählte Beispiel. Die Inspektion des Kleinhirnbrückenwinkels bei einer Probefreilegung genügte zur Auslösung der Atemstörung.

4. Periodische Atmung mit langen exspiratorischen Pausen (unteres Spirogramm in Abb. 23).

Sie entsprach der von KNIPPING beschriebenen periodischen Atmung, die mit einem tiefen Atemzug einsetzt und durch Sauerstoff nicht zu beseitigen ist. Sie wurde viermal registriert. Bei einem dieser Fälle (nach Hemisphärektomie, J. Nr. 67/65) bestand sie schon bei Luftatmung. Dabei war der erste Atemzug der tiefste. Bei Sauerstoffatmung waren alle Atempausen länger, besonders nach der ersten Periode zu Beginn der Hyperoxie. Die Atemzüge während der Perioden zeigten jetzt annähernd gleiche Tiefe. Bei einem anderen Patienten mit Tumor der hinteren Schädelgrube kamen unter Sauerstoffeinwirkung gleichzeitig Cheyne-Stokes-Perioden und die Knippingsche Form vor, letztere nach 10 Minuten zuvor durchgeführtem Sauerstoffmangelversuch (s. Abb. 41). Übergänge dieser Atemform in ungleichförmige Periodik mit entsprechender Reduktion der Zahl der Atemzüge eines Periodenkomplexes wurden nur einmal unter Sauerstoffeinwirkung beobachtet. Es handelte sich um ein frontales Gliomrezidiv, bei dem unter Luftatmung ungleichförmige Perioden gesehen wurden, die nach Tracheotomie durch Sauerstoffeinwirkung provozierbar waren. Zeitweise bestanden bedrohliche Atempausen mit Hypoventilation bei hochgradiger axialer Hirnstammverlagerung.

Die Beobachtungen belegen, daß zu Beginn der Sauerstoffatmung in der Phase der initialen Ventilationssenkung Atemformstörungen auftraten, wie sie spontan bei Luftatmung oder nach Hypoxieeinwirkung geläufig waren. Auch Atemformen, die sich durch Sauerstoff gewöhnlich beseitigen lassen, wie die Cheyne-Stokes-Periodik, konnten in Einzelfällen flüchtig aktiviert werden. In keinem dieser Fälle war eine Abhängigkeit von der Bewußtseinslage zu erkennen.

Vergleiche mit Atemformen bei Luftatmung. Wogende Atmung, die am stärksten vertretene Gruppe pathologischer Atemformen, ging besonders oft in starke Atemdepression zu Beginn der Sauerstoffatmung über. Man beachte hier auch das Verhalten bei normal unregelmäßiger Luftatmung:

Tabelle 20

Atemform bei Luftatmung	Zahl	Atemdepression zu Beginn der Sauerstoffatmung		
		fehlt	schwach	stark
periodisch	5	1	—	4
wogend	*47*	*9*	*20*	*18*
ataktisch	17	13	2	2
regelmäßig	25	8	15	2
normal unregelmäßig	*58*	*30*	*23*	*5*
stark unregelmäßig	7	4	—	3
	159	65	60	34

Dabei verhielten sich schwache zu starken Atemdepressionen insgesamt etwa wie 2 : 1. Rund 40% ließen eine Ventilationssenkung vermissen.

Vergleiche mit Hirnlokalisationen. Die Häufigkeit sauerstoffausgelöster Atemdepressionen zeigte in den drei Patientengruppen keine Unterschiede:

Tabelle 21

Hirnlokalisation	Zahl	Atemdepression zu Beginn der Sauerstoffatmung		
		fehlt	schwach	stark
supratentoriell	65	26	28	11
infratentoriell	55	25	17	13
diffus	39	14	15	10
	159	65	60	34

Eine Prädilektion bestimmter Hirnlokalisationen mit besonderer Neigung zu initialer Atemdepression war nicht zu erfassen.

Unterschiede ergaben sich bei isolierter Betrachtung der Einklemmungsfälle (in jeder Gruppe wurden nur Tumoren gleicher Lokalisation berücksichtigt).

4*

Tabelle 22

Hirnstammeinklemmung (latent und manifest)	Zahl	Atemdepression zu Beginn der Sauerstoffatmung	
		fehlt	vorhanden
mesenzephal	34	7	27
keine	23	13	10
	57	20	37
medullär	31	13	18
keine	12	6	6
	43	19	24

Das bereinigte Material ergibt, daß Mittelhirneinklemmungen häufiger zu initialer Atemdepression bei Sauerstoffatmung führten als bulbäre Einklemmungen und Tumoren ohne Einklemmungssymptome.

Tabelle 23. *Vergleiche nach Schweregraden der allgemeinen Hirnschädigung*

Bewußtseinslage	Zahl	Atemdepression zu Beginn der Sauerstoffatmung	
		fehlt	vorhanden
klar oder leicht getrübt	98	43	55
stark getrübt oder komatös	61	22	39
	159	65	94

Die Zahl initialer Atemdepressionen nahm bei starker Bewußtseinstrübung und im Koma nur unwesentlich zu.

β) Ventilation bei anhaltender Sauerstoffatmung

Während sich zu Beginn der Sauerstoffatmung häufig kurzdauernde Atemformänderungen einstellten, änderte sich bei längerdauernder Sauerstoffatmung nur in 22 von 161 Untersuchungen (7,3%) die Atemform. Im Gegensatz zu flüchtigen initialen Atemformänderungen zeigte die wogende Atmung keine Bevorzugung gegenüber normal unregelmäßiger Atmung:

Tabelle 24

Atemform bei Luftatmung	Zahl	Atemform bei anhaltender Sauerstoffatmung	
		verändert	unverändert
wogend	48	5	43
normal unregelmäßig	57	8	49
	105	13	92

Die Häufigkeitsverteilung anhaltender Atemformänderungen unter Sauerstoffeinwirkung ist aus Abb. 24 ersichtlich. Entgegen der Mitteilung KNIPPINGS war bei ataktischer Atmung häufiger als sonst ein Wechsel in andere Atemformen zu verzeichnen. Unter 17

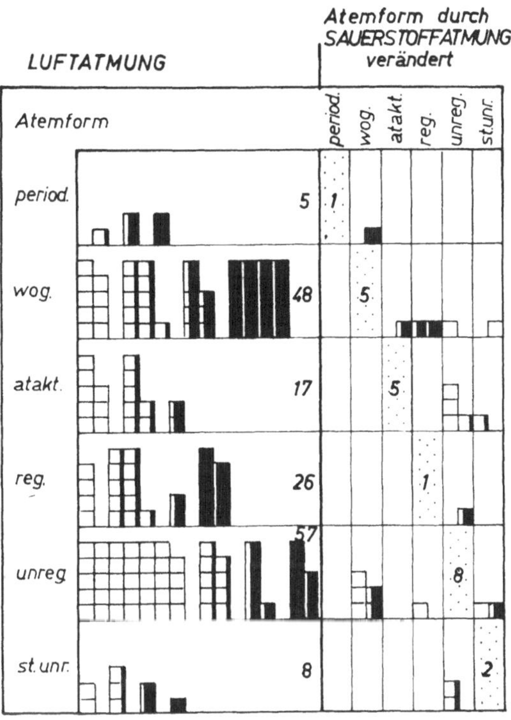

Abb. 24. Anhaltende Atemformänderungen durch Sauerstoffatmung, besonders bei ataktischer Ruheatmung

Beobachtungen ataktischer Atemformen kam es fünfmal zum Übergang in ausschließlich stark unregelmäßige oder normal unregelmäßige Atmung (Abb. 25, unteres Spirogramm). Der Wechsel in unregelmäßige Formen war an Ventilationssteigerung gebunden. Bei einer Beobachtung ohne Ventilationssteigerung trat unter O_2 die Atemataxie verstärkt in Erscheinung (oberes Spirogramm der Abb. 25). Bei zwei weiteren Fällen kam es während der ersten 10 Tage postoperativ unter Sauerstoffeinwirkung zu Vertiefung, Verlangsamung und Regularisierung der Atmung, unabhängig von der Atemform bei Luftatmung, die zumindest zeitweise ataktische Einstreuungen zeigte (Abb. 26 a). Das obere Spirogramm links läßt

den Beginn ataktischer Atmung mit Tendenz zur Hypoventilation,
Frequenzverlangsamung und Atempausen, das untere Spirogramm
links Hyperventilation erkennen.

Diese Patientin litt an einer umschriebenen Läsion des kaudalen Hirnstamms
und war bis zum Tode am 13. Tag (akute Intestinalblutung) voll ansprechbar und
orientiert (Operationsskizze in Abb. 26 *b*).

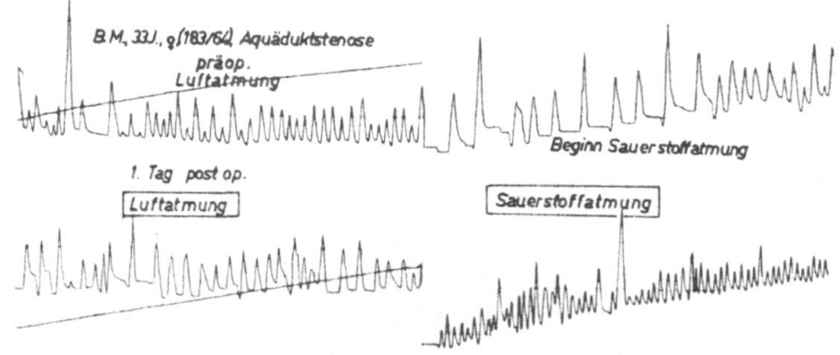

Abb. 25. Oberes Spirogramm: Aktivierung ataktischer Atmung durch Sauerstoff.
Unteres Spirogramm: Beseitigung ataktischer Atmung durch Sauerstoff

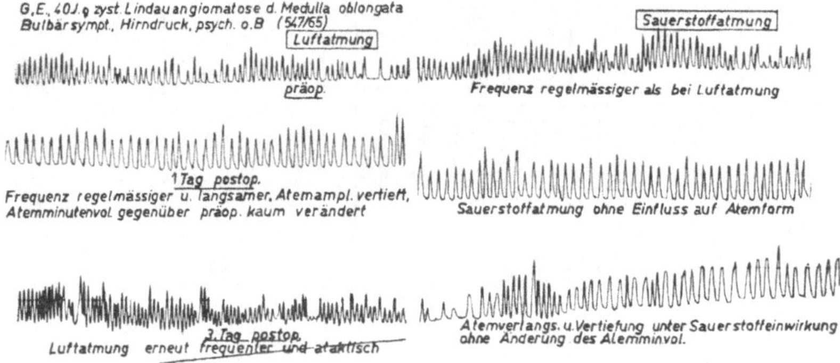

Abb. 26 *a*. Bei medullärer Läsion keine initiale Ventilationssenkung während
Sauerstoffatmung. Durch Sauerstoff beseitigte Atempausen, Atmung regelmäßiger
und vertieft

Dezerebrierte mit Streckanfällen zeigten nicht nur eine Ventilationssenkung unter Sauerstoffeinwirkung, sondern gelegentlich auch
Veränderungen des Ablaufs und der Stärke der Streckanfälle.
Während sich bei Sauerstoffmangel Streckanfälle und anfalls-
synchrone Atemwogen verstärkten, ließen Streckanfälle und Atemwogen unter Sauerstoffatmung nach. Bei einem Fall verschwanden
die Streckautomatismen unter Sauerstoffeinwirkung (Abb. 27;
s. auch Abb. 7). Nach Luftatmung traten sie erneut auf und klangen
bei nochmaliger Sauerstoffatmung ab.

Ein ähnliches Verhalten bot ein 10jähriger Junge mit einem multizystischen Spongioblastom des gesamten kaudalen Hirnstamms (Abb. 28). Abweichend von allen Dezerebrierten kam es

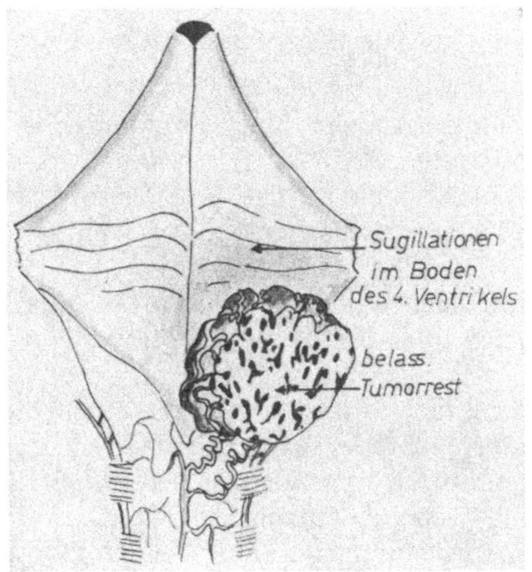

Abb. 26 *b*. Lageskizze des Prozesses der Abb. 26 *a*

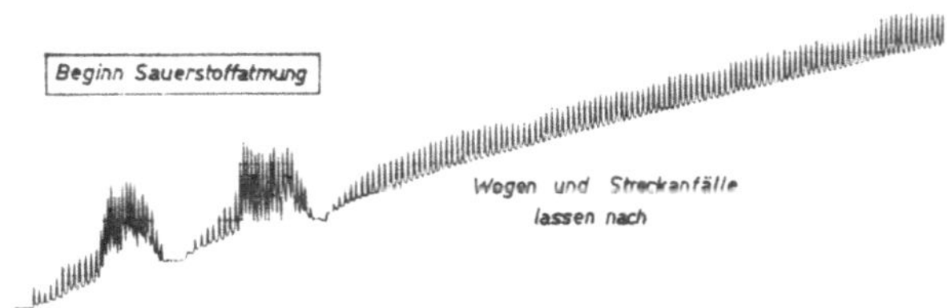

Abb. 27. Dezerebrationssyndrom. Abklingen anfallssynchroner Atemwogen und Perioden bei Sauerstoffverabreichung (wiederholt reproduziert)

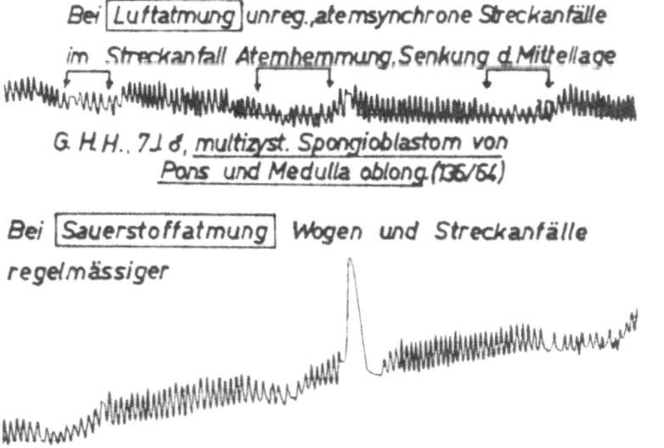

Abb. 28. Dezerebrationssyndrom. Nachlassen und Regularisierung von Streckanfällen bei Sauerstoffverabreichung. Im Streckanfall atypische Atemhemmung

im Streckanfall zur Ventilationshemmung mit Senkung der Atemfußpunkte, Frequenzverlangsamung und Amplitudenverkleinerung
(Ausfall des Kortex und gleichzeitig der Medulla oblongata!).

Zusammenfassung der Ergebnisse der Sauerstoffatmung

1. Zu Beginn der Sauerstoffatmung traten flüchtige, teilweise
starke Ventilationssenkungen und kurzdauernde pathologische
Atemformveränderungen auf.

Tiefe Hypoventilationen wurden besonders bei latenter Bereitschaft zu gleichförmig periodischer Atmung oder manifester Periodik
beobachtet.

Stärkste Ventilationssenkungen zeigten Dezerebrierte. Die unter
Luftatmung hochgradige Hyperventilation wurde auf Normalwerte
gesenkt.

Zu Beginn der Sauerstoffatmung hatten 59% spirographisch er-
kennbare Atemformveränderungen mit deutlichen Atemdepressionen, am häufigsten nach wogender Ruheatmung. Fälle mit Mittelhirneinklemmung waren bevorzugt betroffen. Bei schweren zerebralen Allgemeinerscheinungen war die Tendenz zur Atemdepression
weniger deutlich.

2. Anhaltende Sauerstoffatmung hob die Ventilation auf die
Ausgangslage an oder steigerte sie. Bei Dezerebrierten wurde das
in Richtung auf die Norm herabgesetzte Niveau beibehalten.

Anhaltende Änderungen der Atemform fanden sich vor allem bei
ataktischer Luftatmung. Die Atemataxie ging fast immer in normal
unregelmäßige oder stark unregelmäßige Atmung über. In zwei
Fällen entwickelte sich unter Sauerstoffeinwirkung eine starke Vertiefung, Verlangsamung und Regularisierung der Atemform. Bei
Dezerebrierten ließen Streckanfälle nach, erkennbar an der Ab-
flachung der anfallssynchronen Atemwogen.

4. Reaktion auf CO_2

a) Untersuchung gesunder Kontrollpersonen

Acht gesunde Erwachsene verschiedener Altersstufen wurden CO_2-Rück-
atmungsversuchen unterzogen (s. Abb. 29) und deren CO_2-Reaktion mit Ergebnissen
bei Kranken verglichen. Mikro-Astrup-Werte lagen bei sieben der Kontrollpersonen
vor, waren aber nur bei 5 Versuchen ausreichend genau, wie Nachprüfungen mit
Hilfe des Nomogramms von SINGER und HASTINGS ergaben. Die daraus ermittelten
CO_2-Antwortkurven ergaben einen mittleren Steilheitskoeffizienten von 3,1. Vorgehen und Ergebnisse entsprachen den Methoden und Ergebnissen der Autoren der
letzten Jahre (Arbeitskreis LOESCHCKE). So konnte eine Erweiterung der Normal-
serie unterbleiben. Bei allen acht untersuchten Personen zeichneten wir die CO_2-

Antwortkurven unter Zugrundelegung inspiratorischer CO₂-Werte auf. Die Grenze der Streubreite (siehe rechte Hälfte der Abb. 29) übertrugen wir später auf die Abbildungen von Patientenkurven, entsprechend dem Vorgehen WASSNERS.

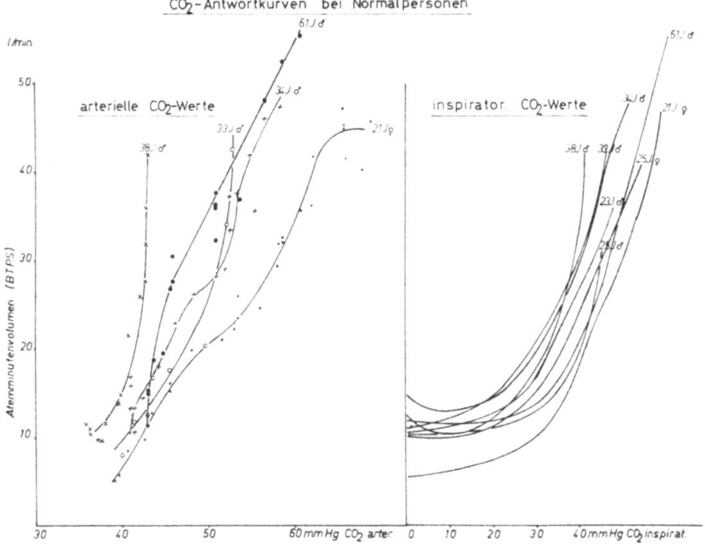

Abb. 29. Normale Streuung der CO₂-Reaktion im eigenen Beobachtungsgut

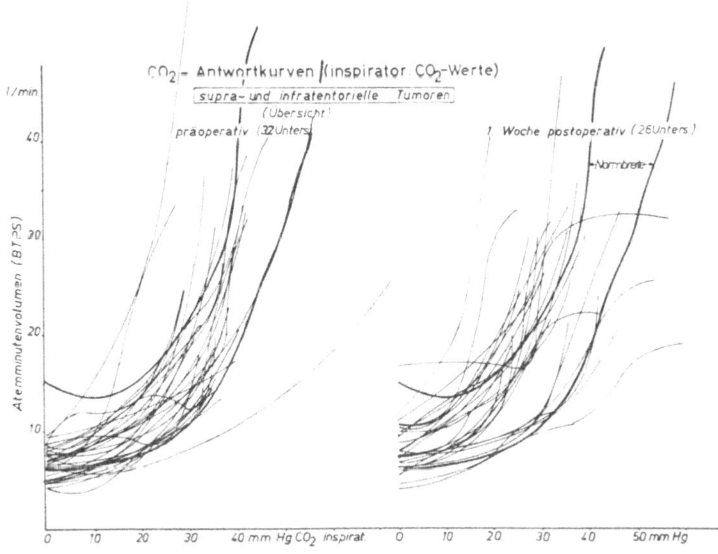

Abb. 30. Präoperative CO₂-Antwort überwiegend im normalen Streubereich. Postoperativ Aufsplitterung der Kurven in ein steileres Bündel mit Linksverschiebung und in ein flacheres mit Rechtsverschiebung

b) Unterschiede im prä- und postoperativen Verhalten

Bei Tumoren beider Lokalisationen fanden sich präoperativ nur
geringe Steilheits- und Lageänderungen der CO_2-Antwortkurven
(Abb. 30 linke Hälfte). Während der ersten postoperativen Tage
zeigten die Kurven entweder eine Linksverschiebung mit steilerem
oder eine Rechtsverschiebung mit normalem bis flachem Verlauf.

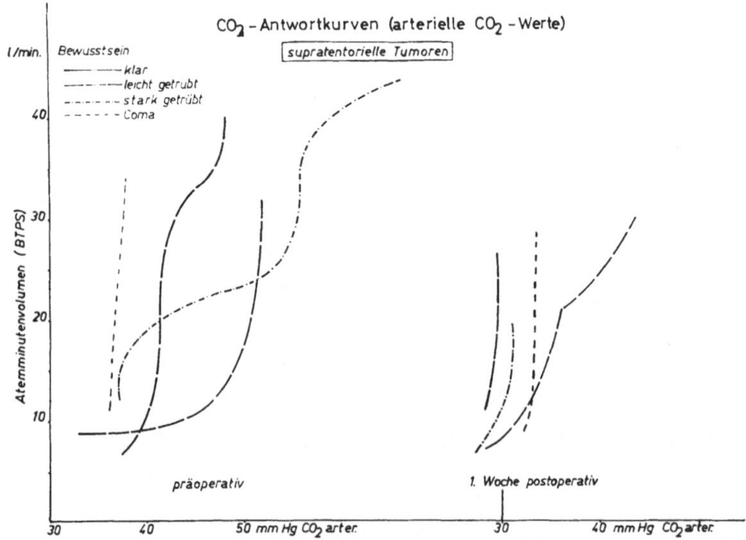

Abb. 31. Bei arteriellen CO_2-Messungen Linksverschiebung postoperativer Zustände supratentorieller Prozesse besonders deutlich erkennbar. Prä- und postoperative Messungen bei verschiedenen Kranken

Der mittlere Normbereich war nahezu frei von Kurven. Danach
zeichnete sich eine Gruppe mit gesteigerter und eine zweite mit
herabgesetzter CO_2-Erregbarkeit des Atmungszentrums im Stadium
der postoperativen Dekompensation ab (Abb. 30 rechte Hälfte).

c) Abhängigkeit von der Lokalisation der Prozesse

Abb. 31 und 32 belegen, daß postoperative Erregbarkeitssteigerungen bei supratentoriellen Prozessen vorherrschen. Erregbarkeitsminderungen scheinen bevorzugt an infratentorielle Prozesse
gebunden (Abb. 33).

Stärkste Erregbarkeitssteigerung zeigten Dezerebrierte, wie sie
vor allem in der Gruppe diffuser Hirnprozesse enthalten war (Ab-
bildung 34).

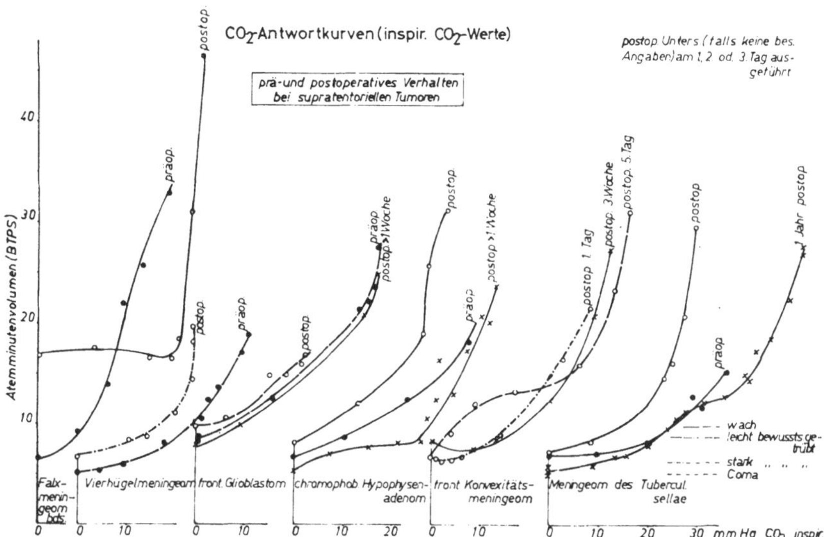

Abb. 32. Prä- und postoperative Kurvenvergleiche derselben Kranken: Nach supratentoriellen Eingriffen fast immer Linksverschiebung. Später Normalisierung entsprechend den präoperativen Befunden

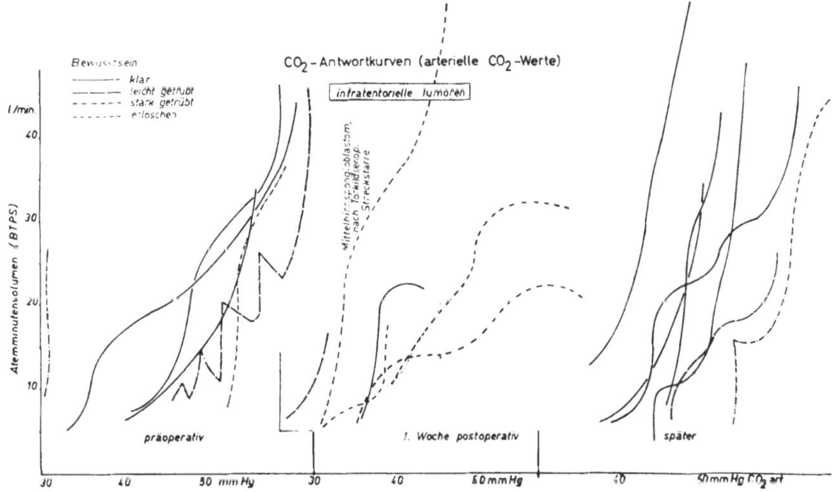

Abb. 33. Bei infratentoriellen Prozessen Herabsetzung der CO₂-Erregbarkeit der Atmung (Steilheitsminderung der Kurven), besonders kurz nach der Operation. Erregbarkeitssteigerung (Linksverschiebung und Steilheitszunahme) betraf Tumoren mit rostralem Sitz

Folgende Beziehung ergab sich:

Tabelle 25. *CO_2-Antwortkurven (89 Untersuchungen)*

Hirnlokalisation	Zahl	Lage und Steilheit der CO_2-Antwortkurven				
		Norm-bereich	Linksverschiebung		Rechtsverschiebung	
			normal	steil	normal	flach
supratentoriell	36	17	3	16	—	—
infratentoriell	32	14	2	6	8	2
diffus	21	6	3	10	—	2
	89	37	8	32	8	4

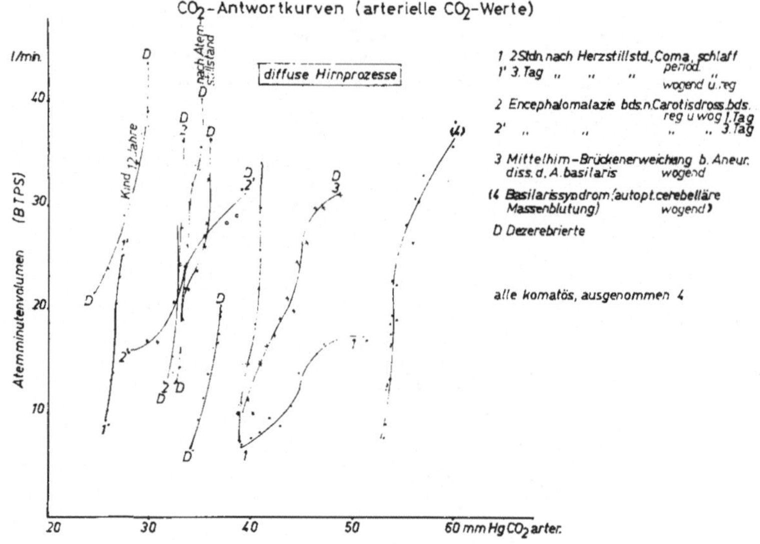

Abb. 34. Diffuse Hirnläsionen zeigten stärkste CO_2-Erregbarkeitssteigerung der Atmung (Linksverschiebung und Steilheitszunahme der Kurven)

Der auffällige Befund, daß unter 32 infratentoriellen Prozessen acht eine gesteigerte CO_2-Erregbarkeit aufwiesen, verlangt eine Besprechung. Die Erregbarkeitssteigerung war nur in zwei Fällen stark ausgeprägt.

Einmal handelte es sich um ein rostrodorsales Akustikusneurinom (J. Nr. 621/64) mit starker Benommenheit und Mittelhirnsymptomen. Bei Verschlußhydrozephalus bestanden gleichzeitig bulbäre Einklemmungserscheinungen. Die CO_2-Antwortkurve zeigte eine hochgradige Linksverschiebung mit Steilheitszunahme (am weitesten links gelegene Kurve in Abb. 33 präoperativ).

Der andere Kranke mit einem Mittelhirnspongioblastom und Verschlußhydrozephalus war präoperativ psychisch unauffällig. Nach Torkildsen-Drainage war er dezerebriert und zeigte eine hochgradig gesteigerte CO$_2$-Erregbarkeit des Atmungszentrums (s. Abb. 33).

Bemerkenswert erscheint, daß es sich auch bei den anderen Kranken mit (geringgradiger) Erregbarkeitssteigerung fast ausschließlich um infratentorielle Prozesse in der Nachbarschaft des Tentoriumschlitzes handelte, also mit rostralem Sitz:

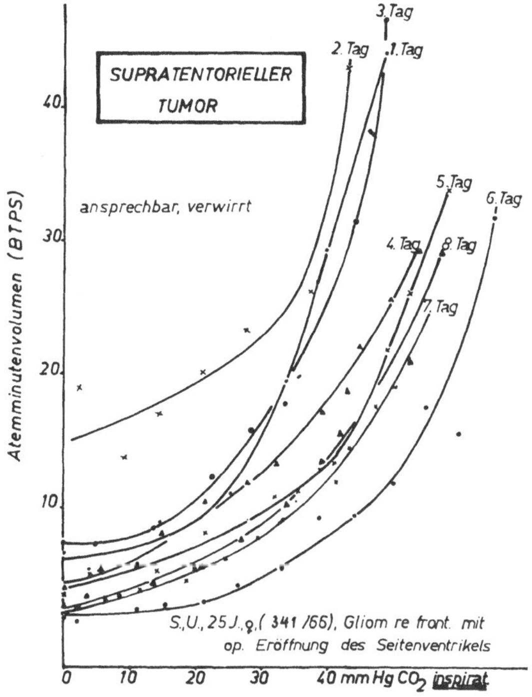

Abb. 35. Fortschreitende Steigerung der CO$_2$ Erregbarkeit der Atmung in der postoperativen Ödemphase nach supratentoriellem Eingriff. CO$_2$-Erregbarkeit und Höhe der Ruheventilation (Fußpunkte der Kurven) verhalten sich annähernd proportional: erhebliche Steigerung der CO$_2$-Erregbarkeit bei erheblich gesteigerter Ruheventilation

Ein Spongioblastom von Pons und Medulla, das schon mehrfach erwähnt wurde und in der Zeit gesteigerter CO$_2$-Erregbarkeit zur Streckstarre geführt hatte (J. Nr. 136/64), eine Metastase des Oberwurms (125/64), ein Tentoriummeningeom nach Entfernung des Tumoranteils im Kleinhirnbrückenwinkel (69/65), eine Aquäduktstenose (183/64) und eine bis ins Ponsgebiet reichende Lindauangiomatose (634/64) (s. Abb. 12 bis 14).

Fortlaufende Einzeluntersuchungen, in größerer Zahl bei vier Kranken mit infratentoriellen Tumoren durchgeführt, waren am aufschlußreichsten. Unabhängig von Tumorart und Bewußtseins-

lage verhielten sie sich gleichartig. Am Operationstag und am ersten
Tag postoperativ war die CO_2-Antwortkurve nur gering verändert,
wobei leichte Linksverschiebung und Steilheitszunahme möglich
waren (Abb. 35). Dann kam es zu ausgeprägter Rechtsverschiebung,

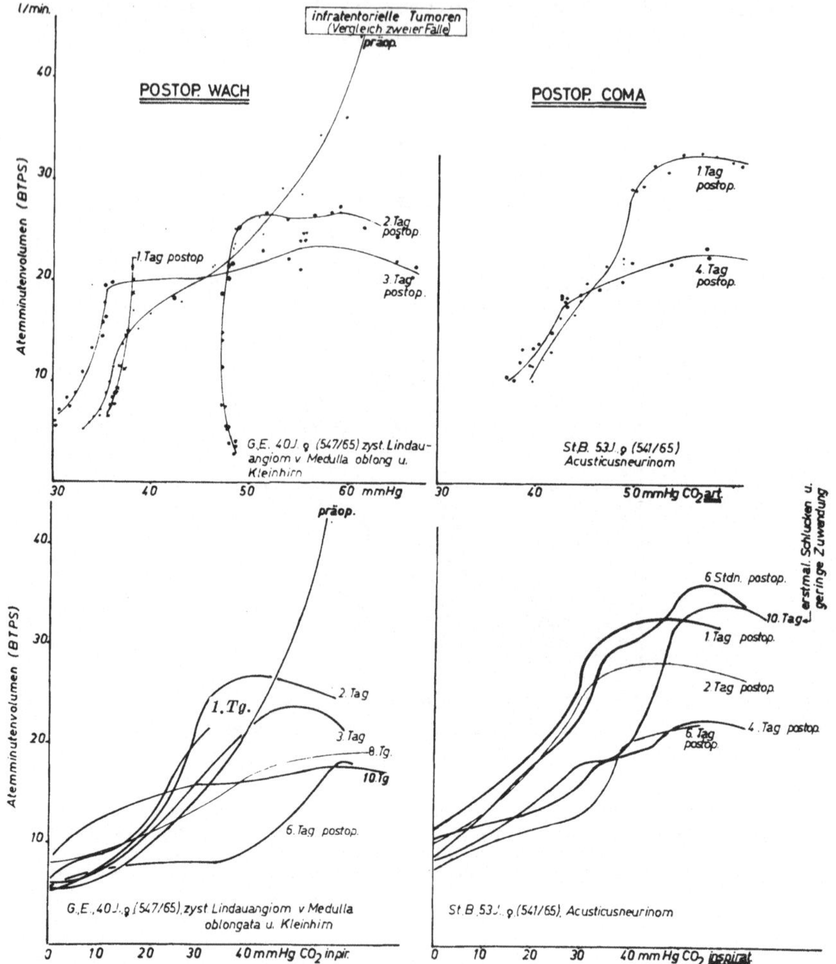

Abb. 36 *a* und *b*. Fortschreitende Minderung der CO_2-Erregbarkeit der Atmung
in der postoperativen Ödemphase infratentorieller Prozesse. Bewußtseinslage
ohne Einfluß. Dissoziiertes Verhalten von Ruheventilation und CO_2-Erregbarkeit

Steilheitsminderung und vorzeitigem Umbiegen der Kurven in die
Horizontale, was der rasch erreichten Grenze zur CO_2-Narkose bzw.
Atemlähmung entspricht. Stärkste Erregbarkeitsminderung fand
sich in der zweiten Hälfte der ersten Woche nach der Operation.

Drei dieser Untersuchungsserien sind in Abb. 35 und 36 wiedergegeben. In tabellarischen Zusammenstellungen sind sie nicht berücksichtigt. Eine weitere Patientin mit pontiner Tetraplegie nach Operation eines Akustikusneurinoms (J. Nr. 862/64) verhielt sich gleichartig.

Schwere diffuse Hirnschädigungen zeigten Erregbarkeitssteigerung bei drei Patienten, von denen eine in Abb. 34 (*Fall 1*) berücksichtigt ist. Bei den beiden anderen (Epiduralhämatom der hinteren

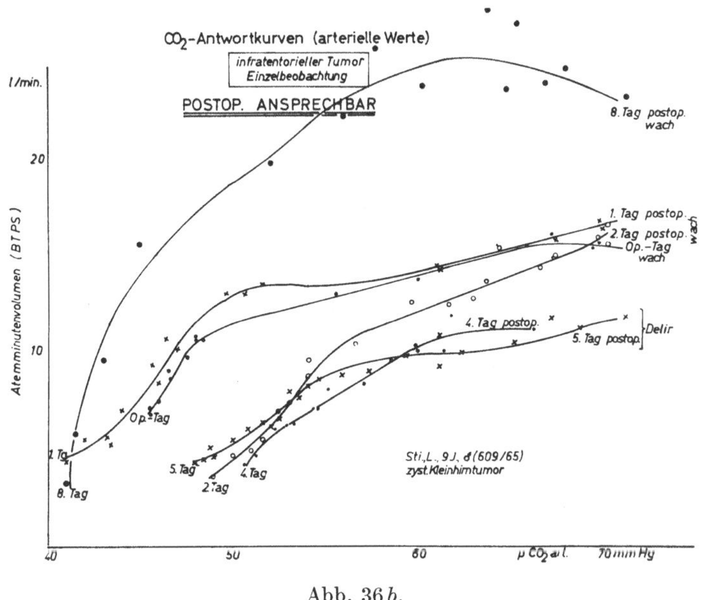

Abb. 36 b.

Schädelgrube, gedeckte Hirnschädigung mit zerebellärem Druckkonus) führte die inspiratorische CO₂-Steigerung bis über 60 mm Hg kaum zu einem Ventilationsanstieg.

d) Besonderheiten der Atemform bei CO₂-Rückatmungsversuchen

Wie bei Gesunden und den Versuchen FROWEINs nahm die Zahl der Seufzer während der CO₂-Retention zu. Periodische und wogende Atmung ging in regelmäßigere über. Der Frequenzanstieg entsprach dem gesunder Kontrollpersonen.

In Einzelfällen konnten teilweise bereits bei niedriger inspiratorischer CO₂-Erhöhung Änderungen der Atemform beobachtet werden; vier Typen waren zu unterscheiden:

1. Treppenförmiger Anstieg der CO₂-Antwortkurven in normaler mittlerer Steilheit (oberes Spirogramm Abb. 37a).

Bei drei infratentoriellen Tumoren wechselten unregelmäßige Gruppen beschleunigter Atemzüge auch bei höherem CO_2-Druck mit langsameren Gruppen ab. In Narkose und bei Sedierung sind ähnliche Verhaltensweisen bekannt (ECKENHOFF und Mitarb. 1957, 1958).

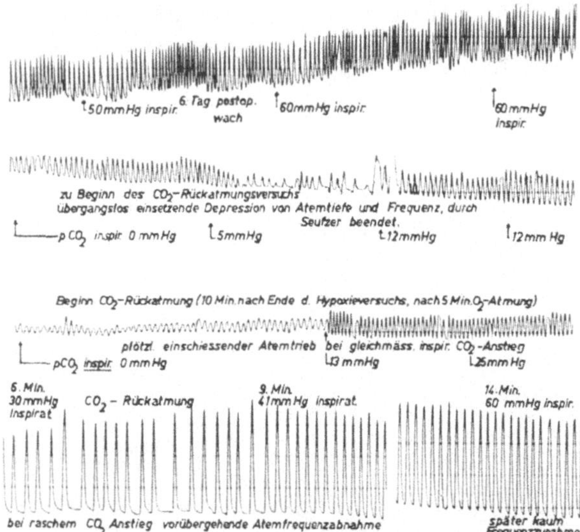

Abb. 37 *a*. 1. bis 3. Spirogramm: Schwankungen der Atemerregbarkeit bei gleichmäßig steigender CO_2-Retention nach bulbären Läsionen. 4. Spirogramm: Fehlende Frequenzbeschleunigung während CO_2-Retention wie im Tierexperiment nach doppelseitiger Vagotomie. Erweichung des gesamten mittleren Brückenhaubengebietes nach Entfernung eines Akustikusneurinoms

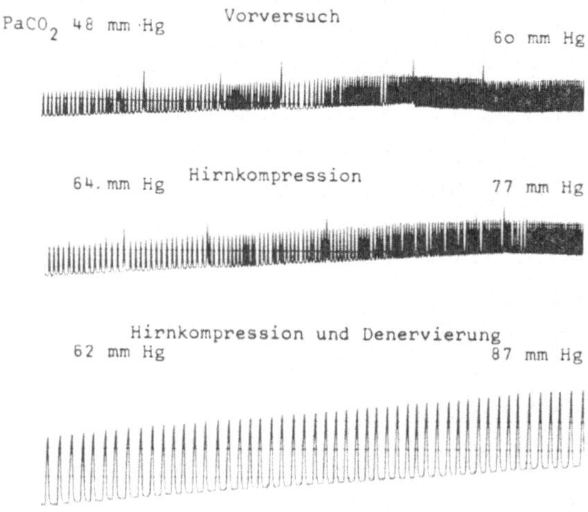

Abb. 37 *b*. Zum Vergleich mit Abb. 37 *a* (unteres Spirogramm): CO_2-Reaktion vor und nach beidseitiger Vagotomie (mit peripherer Chemorezeptorenausschaltung) im Hundeversuch

2. Minutenlang anhaltende ataktische Hypoventilation während geringer CO_2-Anreicherung (2. Spirogramm Abb. 37a).

Die Einzelbeobachtung betraf eine junge Frau mit Glioblastomoperation temporal 24 Stunden vor der Spirographie. Der Eingriff mußte akut im Koma bei Mittelhirn- und bulbärer Einklemmung (Atemlähmung) durchgeführt werden. Während der Spirographie war sie wieder wach. Die Ruheatmung war stets normal unregelmäßig.

3. Plötzlich einschießender Atemantrieb bei gleichmäßiger CO_2-Anreicherung (3. Spirogramm Abb. 37a).

Dabei handelte es sich um ein Kind mit Medulloblastom (s. Abb. 15b). Die Spirometrie erfolgte Wochen später bei unauffälligem Befund.

4. Nur geringe Frequenzzunahme auch bei hohem arteriellen CO_2-Druck (letztes Spirogramm in Abb. 37a).

Die nur geringfügige Frequenzsteigerung in Hyperkapnie verhielt sich ähnlich wie bei vagotomierten Tieren (Abb. 37b). Die Patientin war tags zuvor an einem Akustikusneurinom operiert worden. Postoperativ bestand ein Koma, wenige Tage später eine tödliche Atemlähmung. Die Autopsie zeigte bei Erweichung des mittleren und unteren Brückenhaubengebietes eine Schädigung des Vaguskerngebietes beiderseits.

Zusammenfassung der CO_2-Versuche

1. Supratentorielle Prozesse tendierten besonders in der postoperativen Ödemphase zur Steigerung, infratentorielle zur Minderung der CO_2-Erregbarkeit der Atmung.

2. Dezerebrationszustände zeigten hochgradige Steigerungen der CO_2-Erregbarkeit, unabhängig vom Zustandekommen der Dezerebration.

3. Erhebliche Schwankungen der Atemleistung bei bulbären Läsionen deuteten auf Schwankungen der CO_2-Ansprechbarkeit bei experimenteller kontinuierlich steigender CO_2-Retention hin.

III. Schlüsselfälle

1. Reine Schlüsselfälle

Besonders wichtig erschienen die Befunde bei Fällen mit umschriebener Hirnläsion ohne begleitende allgemeine intrakranielle Drucksteigerung oder Zirkulationsstörungen.

a) Mittelhirnläsionen

Keiner der beobachteten Fälle entsprach allen Kriterien. Zwar wurden hochsitzende Akustikusneurinome, Hirnstammspongioblastome und ein Aneurysma der A. basilaris untersucht, jedoch schieden sie wegen Verschlußhydrozephalus oder Begleitschädigung der mittleren Ponsregion aus.

b) Medulläre Läsionen

Aus den gleichen Erwägungen konnte kein Fall mit medullärer
Schädigung berücksichtigt werden. Eine Beobachtung mit begleitender Tetraplegie wurde wegen akuter peripherer atemmechani-
scher Auswirkungen trotz isoliertem Ausfall der CO_2-Ansprechbar-
keit ausgeschlossen.

c) Diffuse Hirnläsionen mit kortikaler Betonung

Als Beispiel ist der Verlauf bei einer 61jährigen Patientin geeignet, die während der Narkoseeinleitung einen Herzstillstand erlitt und danach komatös blieb (J. Nr. 90/64).

4 Wochen zuvor hatte sie eine Subarachnoidalblutung aus einem Aneurysma
der A. cerebri media erlitten, deren Folgen abgeklungen waren. Der Herzstillstand
dauerte 3 Minuten. Unter sofortiger intrathorakaler Herzmassage kamen Herzaktion
und Spontanatmung wieder in Gang. Beide Pupillen, die flüchtig weit und lichtstarr
gewesen waren, reagierten auf Licht und waren eng. Der Cornealreflex konnte beiderseits ausgelöst werden. Es bestanden ungezielte Abwehrbewegungen ohne Streckautomatismen. Das Babinski-Zeichen war beiderseits negativ. Der klinische Zustand
änderte sich nicht, bis eine frische Embolie der A. pulmonalis akut zum Tode führte.

Folgende Befunde wurden erhoben:

Tabelle 26

Versuchsphase	Zeit nach Herzstillstand		
	2 Stunden	1 Tag	3 Tage
Luftatmung			
Atemform	Cheyne-Stokes	wogend	wogend
O_2-Verbrauch STPD	216 ml/min	216 ml/min	164 ml/min
Äquivalent	33,3	36,6	70,4
Frequenz	28	26	36
pH arteriell	7,51	—	7,53
pCO_2 arteriell	39 mm Hg	—	25 mm Hg
Hypoxie			
Atemform	nicht geprüft	Cheyne-Stokes	Cheyne-Stokes
Sauerstoffatmung			
Ventil. 1. Min.	58% d. min. Vol.	81%	75%
Ventil. 2. bis 6. Min.	85%	107%	—
CO_2-Antwort			
Steigung	2,0	—	7,0
Lage	normal	—	Linksverschieb.

Der Basenüberschuß war stets positiv (9,0 nach Bikarbonatgabe
2 Stunden nach Herzstillstand, 0,5 am 3. Tag).

Der Kortexausfall ohne Hirnstammschädigung nach Herzstillstand war von einer zunehmenden zentralen Hyperventilation mit manifester gleichförmig periodischer Atmung oder provozierbarer Atemperiodik begleitet. Die CO_2-Erregbarkeit nahm zu, nachdem sie unmittelbar nach Herzstillstand herabgesetzt war.

2. Kombinierte Schlüsselfälle

a) Verschlußhydrozephalus ohne Tumor

Der Verschlußhydrozephalus führt zu einer allgemeinen zerebralen Schädigung, die mit axialer Hirnstammverlagerung und in fortgeschrittenem Krankheitsstadium oft mit einer bulbären Einklemmung kombiniert ist.

Bei einem 7jährigen Jungen (J. Nr. 504/65) mit verifizierter Aquäduktstenose betrug die Hirnmanteldicke etwa 1 cm. Stauungspapille und schwere Wesensänderung belegten eine ausgeprägte zerebrale Allgemeinschädigung. Die spirometrischen Messungen erfolgten während der präoperativen zentralen Dekompensation und 4 Wochen nach Pudenzdrainage, als der klinische Zustand sich normalisiert hatte.

Die Untersuchungen ergaben:

Tabelle 27

	Untersuchungszeitpunkt	
Versuchsphase	vor Pudenzdrainage	4 Wochen nach Pudenzdrainage
Luftatmung		
Atemform	normal unregelmäßig	normal unregelmäßig
O_2-Verbr. STPD	124 ml/min	135 ml/min
Äquivalent	29	34
Frequenz	18	21
pH arteriell	7,39	7,45
pCO_2 arteriell	46	36
Hypoxie		
Atemform	ungleichförmig periodisch	ungleichförmig periodisch
Sauerstoffatmung		
Ventil. 1. Min.	108%	80%
Ventil. 2. bis 6. Min.	113%	112%
CO_2-Antwort		
Steigung	2	2,5
Lage	Rechtsverschiebung	normal (Abb. 38)

Im Dekompensationsstadium (präoperativ) fand sich eine leichte Hypoventilation mit geringer Hyperkapnie, eine latente ungleichförmige Periodik und Erregbarkeitsminderung für CO_2. Nach post-

operativer klinischer Normalisierung bestand nur noch eine latente
Bereitschaft zu ungleichförmigen Atemperioden. Eine initiale Ven-
tilationssenkung bei Sauerstoffatmung trat erst jetzt in Erscheinung.
Die übrigen Befunde hatten sich normalisiert.

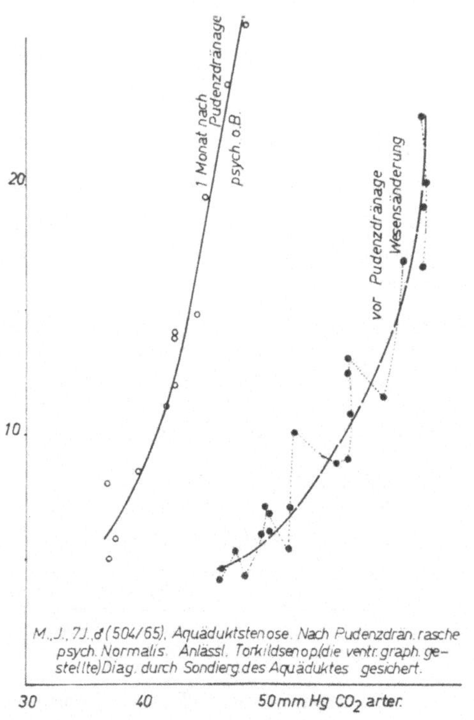

Abb. 38. Herabsetzung der CO_2-Erregbarkeit der Atmung bei Verschlußhydrozephalus ohne Tumor. Klinisch bulbäre Einklemmung (keine bioptische Sicherung
bei der Art des Eingriffs)

b) *Mittelhirnkompression mit mäßigem Verschlußhydrozephalus*

Als Beispiel wurde eine Metastase im lateralen Bereich der Cisterna ambiens gewählt. Die Diagnose war kontrastmitteldiagno-
stisch gestellt worden.

Der 60jährige Mann (J. Nr. 924/65) zeigte eine beginnende Stauungspapille und
hochgradige psychische Verlangsamung, war aber noch kontaktfähig. Die allgemeine Hirnzirkulation war nicht herabgesetzt, der intraventrikuläre Druck nicht
erhöht. Nach der Ventrikulographie besserte sich der psychische Zustand. Die spirometrischen Untersuchungen erfolgten zu diesem Zeitpunkt.

Tabelle 28

Versuchsphase	Befunde
Luftatmung	
Atemform	wogend
CO_2-Verbrauch STPD	234 ml/min
Äquivalent	41
Frequenz	23
Hypoxie	
Atemform	Cheyne-Stokes (Beispiel in Abb. 16)
Sauerstoffatmung	
Ventilation 1. Minute	71% des mittleren Atemminutenvolumens (kurzdauernd Cheyne-Stokes)
Ventilation 2. bis 3. Minute	100%
CO_2-Antwort (keine Blutgasanalyse)	
Steilheit	erhöht
Lage	Linksverschiebung

Das Atemverhalten war charakterisiert durch eine leichte Hyperventilation, eine wogende Atemform mit latenter Bereitschaft zu gleichförmiger (Cheyne-Stokesscher) Atemperiodik, einen vermehrten Ventilationsabfall zu Beginn der Sauerstoffatmung und eine erhöhte CO_2-Erregbarkeit.

c) Medulläre Läsion bei fehlender intrakranieller Drucksteigerung

Bei einer Kranken mit Angioblastom der Medulla oblongata und der rechten Kleinhirnhemisphäre (J. Nr. 547/65) lag nach Ausschluß eines Hydrozephalus und einer Liquordrucksteigerung eine weitgehende isolierte medulläre Schädigung vor.

Innerhalb von 20 Jahren war die Kranke wiederholt wegen Tumorrezidiven derselben Lokalisation trepaniert worden. Nach erneuten Nackenschmerzen mit Erbrechen erfolgte die Aufnahme. Psychisch war sie unauffällig und klagte zu diesem Zeitpunkt über keine Beschwerden. Objektiv war lediglich das Lokalsyndrom nachweisbar.

Präoperativ fielen ataktische, hypoventilatorische Einstreuungen bei Luftatmung auf. In Hypoxie konnte eine ungleichförmige Atemperiodik ausgelöst werden. Die Sauerstoffatmung zeigte hinsichtlich Ventilationsleistung und Atemform keine Besonderheiten. Die Steilheit der CO_2-Antwortkurve schien herabgesetzt.

Postoperativ verstärkte sich die Atemataxie. Bei Sauerstoffatmung ging sie in eine langsame, vertiefte und regelmäßige Atemform über, wobei eine initiale Atemdepression nie nachweisbar war. Die CO_2-Antwortkurven ließen zunächst leichte Linksverschiebung,

Tabelle 29

Versuchsphase	Zeitpunkt der Untersuchung	
	präoperativ	eine Woche postoperativ
Luftatmung		
Atemform	normal unregelmäßig und ataktisch	ataktisch
O_2-Verbr. STPD	183 ml/min	372 ml/min
Äquivalent	30,2	17,5
Frequenz	17	17
pH arteriell	7,46	7,32
pCO_2 arteriell	35 mm Hg	48,5 mm Hg
Hypoxie		
Atemform	ungleichförmig periodisch	nicht geprüft
Sauerstoffatmung		
Ventil. 1. Min.	106%	94% des mittleren Atemminutenvolumens
Ventil. 2. bis 5. Min.	93%	114% (regelmäßige Atemform)
CO_2-Antwort		
Steilheit	1,5	nur inspiratorische CO_2-Werte, vorzeitige CO_2-Narkose
Lage	normal	leichte Links-, dann zunehmende Rechtsverschiebung

zum Teil mit erhöhter Steilheit, erkennen, doch kam es von Anfang an rasch zu horizontalem Umbiegen der Kurven, das heißt zu frühzeitigem Erreichen der Schwelle zur CO_2-Narkose. Während der zweiten Wochenhälfte verstärkte sich die Minderung der CO_2-Erregbarkeit mit Rechtsverschiebung und Steilheitssenkung fortschreitend. Dem entsprach die Ventilationssenkung mit herabgesetztem Atemäquivalent bei Ruheatmung.

Die Untersuchung der Schlüsselfälle ergab zusammengefaßt:

1. Fälle mit eng umschriebener Hirnstammläsion wurden nicht untersucht.

2. Eine schwere kortikale Läsion bei erhaltener Hirnstammfunktion zeigte periodische Atmung vom Cheyne-Stokes-Typ, die zunehmend in wogende, hochgradige Hyperventilation überging. Durch Hypoxie war die Periodik provozierbar. Sauerstoffzufuhr brachte die Periodik zum Verschwinden, nachdem initial eine beträchtliche kurzfristige Ventilationssenkung gemessen wurde. Die CO_2-Erregbarkeit war im flüchtigen Stadium der Hirnstammfunktionsstörung gesenkt, nach Normalisierung beträchtlich gesteigert.

3. Bei isoliertem, hochgradigem Verschlußhydrozephalus (Aquädukststenose) mit bulbären Einklemmungssymptomen bestanden Hypoventilation mit Hyperkapnie, eine gesenkte CO_2-Ansprechbarkeit und eine latente Bereitschaft zu ungleichförmig periodischer Atmung. Die Ruheatmung war stets normal unregelmäßig. Nach Beseitigung des Hydrozephalus normalisierten sich alle Abweichungen mit Ausnahme der Bereitschaft zu ungleichförmiger Atemperiodik.

4. Umschriebene Läsionen ohne nennenswerte Allgemeinschädigung zeigten bei mesenzephalem und medullärem Sitz differente Atemstörungen.

Bei einer mesenzephalen Läsion mit erhaltenem Bewußtsein wurde eine ausgeprägte Hyperventilation mit latenter Bereitschaft zu gleichförmig periodischer Atmung beobachtet. Unter Sauerstoffatmung kam es zu einer ausgeprägten initialen Atemdepression. Die CO_2-Erregbarkeit war gesteigert. Der Befund entsprach dem bei diffuser kortikaler Läsion ohne Hirnstammbeteiligung (siehe unter 1).

Demgegenüber war eine umschriebene medulläre Läsion gekennzeichnet durch eine stark ausgeprägte Tendenz zur Hypoventilation, Atemataxie und ungleichförmig periodische Atmung, eine herabgesetzte CO_2-Ansprechbarkeit und Regularisierung der Ruheventilation unter O_2.

IV. Besprechung der Ergebnisse

Vorbemerkungen

a) Nervöse Steuerung der Atmung

Die zentralen Steuerungsmechanismen der Atmung sind an morphologische Substrate gebunden, die sich vom Zwischen- und Mittelhirn bis ins verlängerte Mark erstrecken. Der elementarste Abschnitt, der noch selbständig in der Lage ist, Ein- und Ausatmungsbewegungen zu vermitteln, liegt im verlängerten Mark, wie bereits Durchschneidungsversuche am Hirnstamm ergeben hatten, die Le Gallois, der Entdecker des Atmungszentrums, 1812 beschrieb. Nahezu $1\frac{1}{2}$ Jahrhunderte vergingen, bis der Mechanismus der Atemrhythmik in seinen wesentlichen Teilfunktionen aufgeklärt wurde.

Die Atemrhythmik ist kein autonomer Vorgang wie etwa die Herzreaktion, kommt also nicht durch autonom auftretende rhythmische Erregung einzelner Zellen zustande. Der Rhythmus entsteht erst durch wechselseitige Beeinflussung von mindestens 4 Teilzentren (s. Abb. 39), von denen zwei die Inspiration fördern, zwei die Inspiration hemmen und dadurch eine passive Exspiration ermöglichen. Ein Atemrhythmus beginnt mit einer tonischen Erregung des im Obexgebiet des verlängerten Marks gelegenen Inspirationszentrums. Es bewirkt die Aktivierung der Inspirationsmuskulatur. Gleichzeitig sendet es aber auch Impulse an alle übergeordneten Teilzentren und aktiviert diese. Inspiratorische Elemente bewirken rückläufig eine Unterstützung des Inspirationszentrums und damit

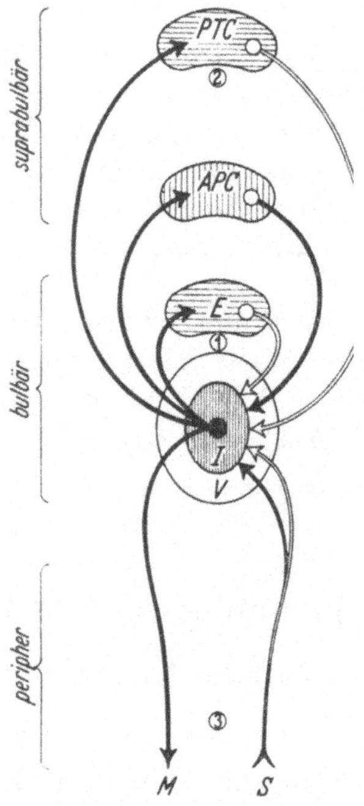

Abb. 39. Schematische Darstellung der Funktionsweise des Atmungszentrums nach Wyss (1964). Das im vegetativen Grundsubstrat (V) liegende autonome inspiratorische Zentrum (I) gibt seine primär tonische Aktivität einerseits absteigend in die periphere inspiratorische Muskulatur (M) ab, andererseits aufsteigend in das bulbäre exspiratorische Zentrum (E) mit rückläufig inspirationshemmender Wirkung, in das suprabulbäre inspiratorische Zentrum („apneustisches Zentrum", APC) mit rückläufig inspirationsfördernder Wirkung, sowie in das suprabulbäre exspiratorische Zentrum („pneumotaktisches Zentrum", PTC) mit rückläufig inspirationshemmender Wirkung. Die mit Verzögerung erfolgende hemmende Rückwirkung aus E, PTC und der Sensibilität der Lungenblähung (S) unterbricht den primären inspiratorischen Tonus nach Maßgabe seiner Intensität und erzeugt damit über die Stufen 1, 2 und 3 den Atmungsrhythmus (Automatie). Eine eventuelle inspirationsfördernde Wirkung aus übergeordneten bulbären Substraten ist nicht berücksichtigt, dagegen die inspirationsfördernde vagale Komponente. Dick ausgezogene Pfeile bedeuten erregende, doppeltkonturierte Pfeile hemmende Beeinflussung

eine Vertiefung der Inspiration. Exspiratorisch wirksame Teilzentren werden jedoch mit erheblicher zeitlicher Verzögerung durch die tonischen Zuflüsse aus dem Inspirationszentrum aktiviert und hemmen rückwirkend dessen Tätigkeit. Erlischt die tonische Erregung des Inspirationszentrums, so resultiert daraus eine passive Exspirationsbewegung des Atemapparates. Gleichzeitig erlischt aber auch der bahnende Einfluß des Inspirationszentrums auf alle übergeordneten Teilzentren, womit der inspirationshemmende Einfluß aus diesen Zentren ebenfalls erlischt. Eine neue tonische Erregung des Inspirationszentrums kann entstehen, und der Rhythmus beginnt von vorne.

Dieser im mittleren und kaudalen Hirnstamm ablaufende neuronale Schaltmechanismus wird modifiziert durch hemmende Einflüsse aus der Peripherie. Mit Zunahme der Inspirationsbewegungen werden die Mechanorezeptoren der Pleura erregt. Sie üben über das Vagusgebiet eine Bremswirkung auf das Inspirationszentrum aus, ein Mechanismus, der unter der Bezeichnung „Hering-Breuersche Reflexe" längst bekannt ist.

Die Vorstellungen über die topische Zuordnung nervöser Steuerungsmechanismen der Atmung sind auch heute noch mit Widersprüchen und Unklarheiten belastet, wie die Zusammenstellung von Wyss (1964) erkennen läßt. Nach tierexperimentellen Ergebnissen ist das Inspirationszentrum im Obexgebiet gesichert. Es wird überlappt durch das etwas weiter kranialwärts reichende „bulbäre Exspirationszentrum". Noch weiter kranial in der Brücke ist das „apneustische", die Inspiration fördernde Zentrum gelegen. Am weitesten kranial liegt das inspirationshemmende „pneumotaktische Zentrum". Marckwald hatte 1890 eine Enthemmung inspiratorisch wirksamer Elemente durch Mittelhirnschnitt erreicht. Dabei hatte er das später als „pneumotaktisches Zentrum" bezeichnete Teilzentrum ausgeschaltet. Schaltete er durch doppelseitige Vagotomie noch die Einflüsse der Mechanorezeptoren der Pleura aus, so konnte er gelegentlich einen inspiratorischen Atemstillstand mit tonischer Dauererregung der Inspirationsmuskulatur beobachten. Durch das Überwiegen inspiratorischer Elemente wurden Hemmwirkungen des bulbären Exspirationszentrums unwirksam. Durchtrennte man den Hirnstamm anschließend weiter kaudal, wie es Lumsden und andere taten, so war das pontine Inspirationszentrum („apneustische Zentrum") zusätzlich ausgeschaltet, und es entstand eine langsame, tiefe bulbäre Schnappatmung. Durchtrennungen oder andere Schädigungen in verschiedenen Höhen des Hirnstamms können unterschiedliche Veränderungen des Atemablaufs bewirken. Die Atmung kann inspiratorisch oder exspiratorisch betont sein, je nach dem Grade der Schädigung der einzelnen Teilzentren.

Eine genaue topische Abgrenzung dieser Teilzentren ist allerdings bis heute tierexperimentell noch nicht vollständig gelungen. Das Problem wurde in den letzten Jahrzehnten besonders mit Hilfe zentraler Ableitungsversuche angegangen. Es erwies sich als schwierig, efferente Atemimpulse insbesondere aus dem Nucleus ambiguus des Vaguskerngebietes von Impulsen der Neuronen des Atmungszentrums selbst zu unterscheiden (Gesell, Bricker und Magee 1935, Woldring 1950, Dirken und Woldring 1951, Amoroso u. Mitarb. 1954, Achard und Bucher 1954, Hukuhara u. Mitarb. 1954, Baumgarten 1955, Cohen und Wang 1956, 1959,

BAUMGARTEN und Mitarb. 1957, HABER und Mitarb. 1957, TAKAGI und NAKAYAMA 1958, NELSON 1959, SALMOIRAGHI und BURNS 1960, SALMOIRAGHI und BAUMGARTEN 1961, ITO und WATANABE 1962). Die geringe Dichte der zwischen zahlreichen Fernkabeln und Kerngebieten eingelagerten Neuronen des Atmungszentrums mit entsprechend großer Zahl negativer Ableitungen führte dazu, daß die Untersuchungen der Autoren zu den mühevollsten gehören, die die experimentelle Medizin kennt. OBERHOLZER (1957) und WYSS (1964) gaben zusammenfassende Darstellungen.

b) Chemische Steuerung der Atmung

In den nervösen Schaltvorgang, der die Atembewegungen vermittelt, greifen Erregungen aus Chemorezeptoren steuernd ein, da es ja Zweck der Atmung ist, das Blut-pH und den Druck der Blutgase konstant zu halten. Der chemische Hauptantrieb der Atmung wird durch Chemorezeptoren bewirkt, die auf Änderungen der CO_2-Spannungen des arteriellen Blutes ansprechen. Diese Rezeptoren liegen im kaudalen Hirnstammgebiet, ebenso die auf pH-Änderungen von Blut und Liquor reagierenden Chemorezeptoren, um deren Aufklärung sich besonders LOESCHCKE und sein Arbeitskreis verdient machten. Die im Zentralorgan selbst liegenden Chemorezeptoren sind dem Atmungszentrum benachbart. Sie können die Atmung sowohl hemmend wie fördernd beeinflussen, um das pH-Milieu des arteriellen Blutes auf 7,40 und die arterielle Kohlensäurespannung auf 40 mm Hg mit nur geringen Schwankungen konstant zu halten. Die Konstanthaltung des pH ist dabei vorrangig und erfordert bei verschiedenen Wirbeltieren in Abhängigkeit von anderen biologischen Faktoren des Blutes eine sehr unterschiedliche Einstellung des CO_2-Pegels, wie ALBERS (1966) aufzeigte.

Eine dritte Art von Chemorezeptoren liegt ausschließlich in der Peripherie (im Glomus caroticum und den Mediastinalorganen). Sie werden durch einen Abfall des arteriellen Sauerstoffdrucks erregt und gewinnen nur in Notfallsituationen stärkeren Einfluß. Nach G. C. LOESCHCKE (1953) nehmen sie bei Ruheatmung nur einen Anteil von 10% der chemischen Steuerung der Atmung ein, senden aber immerhin bereits unter Normalbedingungen atemfördernde Impulse zum Zentralorgan.

Seit langem sind über die chemische Steuerung der Atmung grundlegende Fakten bekannt, besonders nach den synoptischen Zusammenfassungen von GRAY (1950) und WINTERSTEIN (1955). Die topische Abgrenzung und die funktionelle Erfassung des integrierenden Zusammenspiels der Einflüsse der CO_2- und pH-Rezeptoren bieten jedoch noch zahlreiche Probleme, die besonders auf dem Symposium in Oxford 1961 (CUNNINGHAM und LLOYD 1963) und später aufgezeigt wurden.

Es sei besonders auf experimentelle Arbeiten von H. H. LOESCHCKE und seinem Arbeitskreis hingewiesen, die umschriebene Areale des kaudalen Hirnstamms vom Liquorraum her mit Ammoniumchlorid ansäuerten und Ventilationssteigerungen quantitativ erfaßten. Es gelang ihnen der Nachweis, daß die Zusammensetzung des Liquors auf die Tätigkeit der pH-Rezeptoren Einfluß nimmt.

c) Störungen der nervösen und chemischen Atemsteuerung

Überträgt man die tierexperimentell gewonnenen Erkenntnisse über die zentrale Atemsteuerung auf den Menschen, so werden die quantitativen und qualitativen Atemstörungen bei Patienten verständlicher. Störungen im nervösen Schaltmechanismus können, wie bereits Übergänge in apneustische Atmung bei Tieren zeigen, mit Unregelmäßigkeiten der Frequenz, Atemmittellage und Atemtiefe einhergehen. Medulläre Läsionen bei Tier und Mensch können ataktische Atmung hervorrufen. Beim Menschen überwiegt dabei meist eine exspiratorisch betonte Atmung. Die beim Menschen beobachteten Hirnläsionen dürften somit besonders zu einer Schädigung inspirationsfördernder Elemente führen. Länger durchgeführte spirographische Registrierung zeigt bei ataktischer Atmung immer einen erheblichen Wechsel des Atemzeitvolumens mit unregelmäßig lang anhaltenden Hyper- und Hypoventilationen im Gegensatz zu der ebenfalls exspiratorisch betonten, langsamen, tiefen Atmung nach doppelseitiger Vagusdurchtrennung oder Schädigung der Vaguskerngebiete bei Mensch und Tier. Bei ataktischer Atmung dürfte somit nicht nur die nervöse, sondern auch die chemische Steuerung der Atmung geschädigt sein. Nachdem besonders Untersuchungen von LOESCHCKE und anderen ergaben, daß die Rezeptoren des chemischen Hauptantriebes der Atmung in umschriebenen pontomedullären Regionen lokalisiert sind, wird verständlich, daß pontomedulläre Schädigungen zu einer Kombination nervöser und chemischer Regulationsstörungen der Atmung führen. Eine solche Kombination nervöser und chemischer Atemregulationsstörungen mit exspiratorisch betonter ataktischer Atmung ist in Abb. 40 *a* wiedergegeben. Das morphologische Substrat wurde in Abb. 40 *b* und *c* festgehalten.

Während sich das Zustandekommen der Atemataxie und der ihr verwandten ungleichförmigen Atemperiodik durch tierexperimentelle Befunde gut erklären läßt, liegen die Verhältnisse bei Cheyne-Stokesscher Periodik schwieriger. Teilweise sind die widersprüchlichen Auffassungen über das Zustandekommen dieser Periodik darauf zurückzuführen, daß die meisten Autoren alle regelmäßig an- und abschwellenden Perioden unter der Bezeichnung „Cheyne-Stokes-Perioden" zusammenfassen und für kausalgenetisch identisch halten. KNIPPING und andere haben schon früher auf das unterschiedliche Verhalten solcher Atemperioden gegenüber Sauerstoff aufmerksam gemacht: Nicht immer verschwindet die Atemperiodik bei Sauerstoffzufuhr. Dies deutete darauf hin, daß die Wintersteinsche These vom kompensatorisch wirksamen Sauerstoffmangelantrieb bei einem Teil der Fälle zumindest in Frage gestellt werden muß. Abzugrenzen sind auch Perioden, die in zeitlichem Zusammenhang mit Tonuseinbrüchen bei Streckanfällen Dezerebrierter auftreten. Hier fehlen die Atempausen zwischen den Atemperioden. Die Kranken atmen nur flacher. Da Cheyne-Stokessche Periodik sich bei einem ausgewählten Krankengut definierter Hirnläsionen spontan selten beobachten läßt, ist eine systematische Erfassung beim Menschen außerordentlich schwierig. Aus diesem Grunde wurden Belastungsprüfungen der Atmung durchgeführt, um auch Fälle mit latenter Bereitschaft zu diesen Atemstörungen mit einbeziehen zu können.

Neben diesen beiden Haupttypen von Atemformstörungen, der ataktisch bzw. ataktisch periodischen und der sogenannten Cheyne-Stokesschen periodischen Atmung, kommt als terminale Form noch die Schnappatmung (und die ihr verwandte Singultusatmung) vor. Es handelt sich um bulbäre Atemtypen, wie sie nach Ausschaltung übergeordneter Substrate bekannt sind.

Die restlichen Atemformen (Seufzeratmung, wogende und regelmäßige Atmung) sind streng genommen keine pathologischen Atemformen, da sie bei Normalpersonen nicht selten beobachtet werden. Wichtig ist aber, daß diese Atemformen ebenso wie normal unregelmäßige Atmung im frühen zentralen Dekompensationszustand, etwa nach Hirnoperation, mit erheblichen Störungen der chemischen Steuerung der Atmung kombiniert sein können, wie bereits das Verhalten der Ruheatmung zeigt. Während der nervöse Schaltmechanismus der Atmung meist lange Zeit fehlerlos funktioniert, scheint die chemische Steuerung der Atmung wesentlich störanfälliger zu sein, wie die eigenen Resultate ergaben.

d) Problematik der Hirnlokalisation zentraler Atemstörungen

War schon unter kontrollierten tierexperimentellen Bedingungen die Aufklärung elementarer Steuerungsvorgänge problematisch, so müssen Reiz-, Ausschaltungs- und Ableitungsversuche übergeordneter Zentralgebiete und besonders am Kortex des Menschen, wie sie FROWEIN zusammenstellte, mit größter Zurückhaltung bewertet werden. Reizversuche, zum Beispiel am freigelegten limbischen System, setzten bei der anatomischen Lage dieses Gebietes Maßnahmen am Zentralorgan voraus, die den lokalisationsspezifischen Wert der Ergebnisse fraglos beeinträchtigen.

Ein Mädchen mit zystischem Spongioblastom des Hirnstamms im Bereich des Septum pellucidum und Thalamus (J. Nr. 339/64) entwickelte während der ersten postoperativen Tage eine ataktische Atmung mit unregelmäßigen, langen Atempausen. Der Schluß lag nahe, die Atemformstörung mit einer Läsion der oralen Stammganglien und des limbischen Systems in Zusammenhang zu bringen, da der

Eingriff mit einer Druckentlastung dieser Gebiete verbunden war. Klinisch war der Verlauf glatt, die Patientin entsprechend von Anfang an wach.

Eine andere Patientin bot eine ähnliche Atemformstörung nach Entfernung eines Tumors im 4. Ventrikel mit ebenso ausgedehnter Druckentlastung. Auch hier war die Patientin stets wach, der Verlauf unkompliziert. Im Gegensatz zur ersten Patientin, bei der die Atemataxie rasch verschwand, war sie hier noch nach Monaten nachweisbar (s. Abb. 40 a bis c).

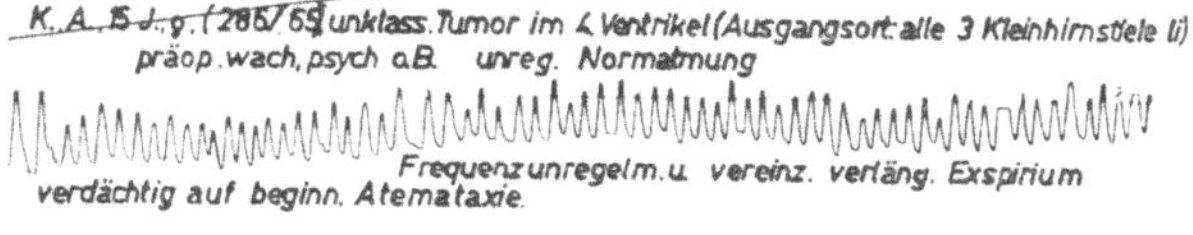

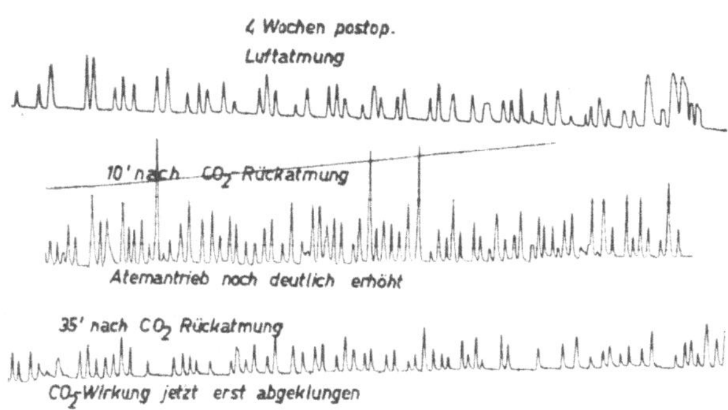

Abb. 40 a. Atemataxie nach bulbopontiner Läsion bei ungestörter Bewußtseinslage monatelang erhalten. Nebenbefund: Verzögertes Abklingen des CO_2-Atemantriebs nach CO_2-Retention

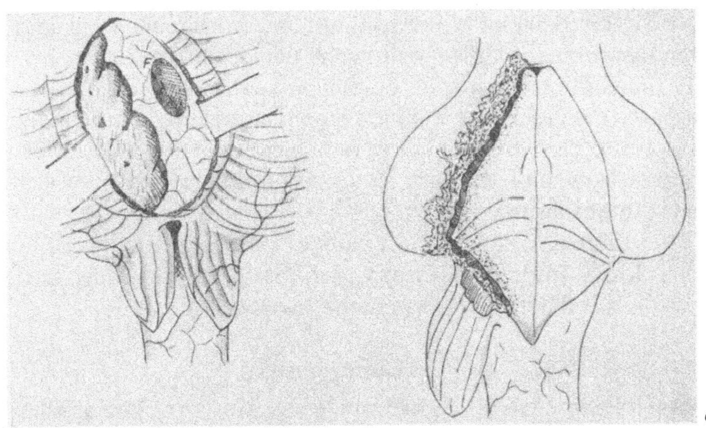

Abb. 40 b und c. Morphologischer Befund des Falles von Abb. 40 a. b) K., A. 15 J., 286/65. Operationssitus. Blick in die Zyste mit Tumor (T). Zyste wurde zum 4. Ventrikel gefenstert (F), c) zurückgebliebene Tumorreste nach Entfernung der Zystenwand und Tumorresektion. Tumorbefallene linke Kleinhirntonsille wurde noch entfernt. (Kleinhirn in der Skizze nicht dargestellt)

Es war anzunehmen, daß die Atemataxie durch eine Läsion des kaudalen Hirnstamms entstand, entsprechend tierexperimentellen Befunden von Hoff und Breckenridge (1949, 1954), wobei Zweifel an der Vorstellung berechtigt sind, ob es sich bei ataktischer Atmung tatsächlich um den schwersten Grad einer von übergeordneten Einflüssen isolierten Tätigkeit des medullären Atemregulationsgebietes handelt. Abb. 40 d zeigt, daß während des Einschlafens eine Atemataxie in unauffällige typische Schlafatmung überging. Diese Beobachtung scheint eher darauf hinzudeuten, daß übergeordnete Einflüsse vorhanden sein müssen, um bei Hirnstammläsionen eine Atemataxie entstehen zu lassen. Dafür spricht auch das Vorkommen ataktischer Atemformen bei fast ausschließlich ansprechbaren Patienten mit Hirnstammläsionen.

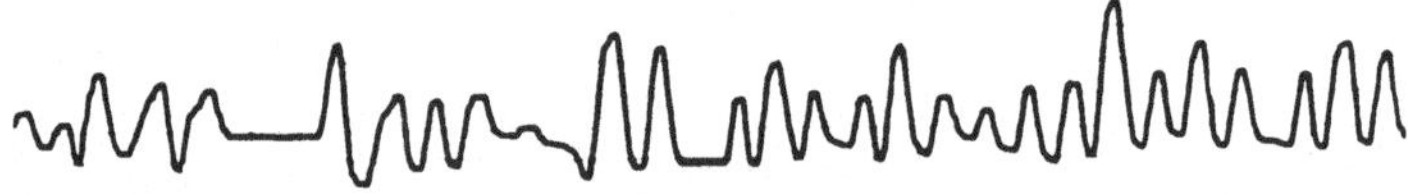

Abb. 40 d. 7 jähriger nach Torkildsen-Drainage bei multizystischem Spongioblastom von Pons und Medulla oblongata. Ataktische Atmung. Läsion des kaudalen Hirnstamms. Übergeordnete Einflüsse im Schlaf ausgeschaltet. Danach Verschwinden der Atemataxie

Die Beobachtung im ersten Fall ist kaum Ausdruck einer lokalen Reizung, sondern vermutlich Folge einer flüchtigen „Entlastungsirritation" bulbärer Areale, wie sie bei dem Sitz des Tumors und dem Hydrozephalus als Fernwirkung geläufig sind.

Aus diesen Beispielen bei ataktischer Atemform wird klar, daß hirnlokalisatorische Untersuchungen der Atemregulation bei Hirnoperierten immer einen sehr begrenzten Aussagewert besitzen. Am wichtigsten erscheint der Versuch einer Zuordnung der beobachteten Atemstörung zu den verschiedenen Arten intrakranieller Massenverschiebungen und der von ihnen abhängigen Läsion bestimmter Hirnstammabschnitte.

Unter diesem Geichtspunkt sollen nachfolgend die Ergebnisse der bei Luft- und Hypoxieatmung, Sauerstoffatmung und CO_2-Retention durchgeführten Versuche besprochen werden.

1. Luftatmung

Quantitative Untersuchungen zeigten bei supratentoriellen Prozessen besonders im Stadium der postoperativen Dekompensation und bei Mittelhirneinklemmung eine ausgeprägte Neigung zu zentraler Hyperventilation, bei bulbären Prozessen dagegen Hypoventilation.

Diese Veränderungen waren schon bei Vergleich der Atemminutenvolumina sichtbar, kamen aber im Verhalten der Atemäquivalante stärker zum Ausdruck.

Nach Ausklammerung der lokalisatorisch nicht verwertbaren schweren diffusen Hirnschädigungen und bei Beachtung typischer Schlüsselfälle zeigte sich, daß im Gegensatz zu den Froweinschen Feststellungen eine Abhängigkeit von der Schwere der allgemeinen Hirnschädigung nicht bestand, besonders bei Berücksichtigung der Psychosyndrome. LANGE und Mitarb. (1965) haben kürzlich eine instruktive Einzelbeobachtung mitgeteilt. Ein supratentorieller Tumor mit Einwachsen ins Mittelhirn hatte zu einer wochenlang anhaltenden Hyperventilation mit hochgradiger Hypokapnie (zwischen 12 und 24 mm Hg pCO_2 art.) geführt. Auch dieser Kranke war ansprechbar und orientiert.

Bei supra- und infratentoriellen Prozessen mit bulbärer Hirnstammeinklemmung fand sich präoperativ bei überwiegend unauffälliger Ruheventilation eine Neigung zu vorübergehender Hypoventilation, der kurzfristige Hyperventilation folgen konnte. Atemlähmungen wenige Stunden nach der spirographischen Untersuchung kamen vor. Es handelte sich um wache, meist orientierte Patienten.

FROWEIN beschrieb *anhaltende* zentrale *Hyperventilation* bei stark Bewußtseinsgetrübten oder Komatösen, wie sie auch in unserem Material vorwiegend bei schweren diffusen Hirnläsionen beobachtet wurden. Da die mit Hyperventilation verbundene Hypokapnie die Hirndurchblutung und somit den intrakraniellen Druck herabsetzt, hielt er es für möglich, daß die Hypoventilation kompensatorisch bei raumfordernden Prozessen auftreten könne. Eine echte kompensatorische Hyperventilation ist jedoch nur in zwei Fällen des eigenen Materials als sicher anzusehen, bei denen spontane Hypoventilation bei wachen Patienten typische Beschwerden einer beginnenden bulbären Einklemmung auslöste und *kurzdauernde Hyperventilation* zur Folge hatte.

Gerade diese Beobachtungen zeigen, daß kurzdauernde spirographische Registrierungen nur wenig Einblick in zentrale Atemstörungen vermitteln, besonders wenn keine Belastungsprüfungen der Atmung erfolgen. Unter diesem Gesichtspunkt sind chronische Läsionen des Pontomedullärgebietes ohne Atemstörungen zu werten, wie sie seit FOERSTER, GAGEL und MAHONEY 1939, GAGEL 1941, 1950, HASSLER 1953, BRUGGER 1954 bekannt sind und mit der großen Kompensationsfähigkeit des Zentralorgans in Zusammenhang gebracht werden. Für diese Vorstellung spricht auch die diffuse Verteilung des bilateral angelegten Atemzentrums, wobei jede Hälfte allein in der Lage ist, die Atmung aufrechtzuerhalten (siehe bei WYSS 1964). Andererseits sind zahlreiche Einzelbeobachtungen über Atemstörungen bei akuten Läsionen oder Dekompensationen der Hirnstammfunktion bekannt. So beschrieben TER BRAAK und KRAUSE (1931) eine Syringobulbie mit Hyperventilation und — ähnlich einem Kleinhirnspongioblastom des eigenen Materials — starken Hustenanfällen. STEEGMANN (1952) fand unter 17 Fällen mit Ponsblutungen 11 mit Hypoventilation, 3 mit Hyperventilation und 3 weitere mit unregelmäßigem Atemverhalten. Unter betont vaskulären Läsionen oder Prozessen mit ausgedehnten Massenverschiebungen (PLUM und BROWN 1963, UGRUYMOV 1961) zeigten infratentoriell lokalisierte Prozesse mit bulbären Symptomen überwiegend Hypoventilation.

Bei der flachen Atmung unserer Patienten mit diffuser Hirnschädigung erhob sich die Frage, ob die Ventilationssteigerung im

Sinne einer alveolären Hyperventilation echt war oder ob überwiegend Totraumventilation bestand.

Schon ein Blick auf die Linksverschiebung der CO_2-Antwortkurven entsprechender Fälle zeigte, daß eine Hypokapnie bestand. Auch Fälle mit besonders flacher Atmung (mittlere Amplituden unter 200 ml BTPS) waren hier enthalten.

Es ist zu berücksichtigen, daß die bei diesen Fällen durchgeführte Tracheotomie eine Rolle spielt. WASSNER und L'ALLEMAND (1957) und andere haben den quantitativen Einfluß der Tracheotomie auf die alveolare Ventilation herausgestellt.

Trotz der durch die Tracheotomie begünstigten respiratorischen Alkalose und Hypokapnie läßt sie sich aus anderen Gründen in diesen Fällen nicht umgehen, worauf I. NOLTE in ihrer Dissertation (1965) ausführlich eingegangen ist.

Die klinische Problematik der Hyperventilationsalkalose wurde besonders von FROWEIN mehrfach herausgestellt. Wesentlich ist die Feststellung von NOELL und SCHNEIDER (1941), KETY und SCHMIDT (1946) und SAPIRSTEIN (1962), daß bei einer arteriellen CO_2-Spannung unter 30 mm Hg mit einer Abnahme der Hirndurchblutung von mehr als 30% zu rechnen ist. Hieraus lassen sich die klinischen Konsequenzen ableiten. CO_2-Gaben sind immer wieder versucht worden, aber nach PLUM und SWANSON (1959) sinnlos, da in diesen Fällen die Hyperventilation infolge erhöhter CO_2-Sensibilität verstärkt wird, ehe eine wesentliche Erhöhung der arteriellen CO_2-Spannung erreicht wird. Begleitende Wirkungen auf den intrakraniellen Druck sind außerdem zu berücksichtigen.

Hypoxiezustände trotz Hyperventilation bei schwersten zentralen Versagenszuständen stellte besonders FROWEIN heraus. Blutverteilungsstörungen in der Lunge kamen auch ohne pneumonische Komplikation in Betracht. Auch ohne zentrale Enthemmung der chemischen Steuerung der Atmung ist hier ein hypoxiebedingter gesteigerter Atemantrieb peripherer Ursache denkbar. Die eigenen Messungen mit Vergleichen leichter und schwerer klinischer Verläufe schließen zumindest einen stärkeren Einfluß peripherer Ursachen des gesteigerten Atemantriebs aus. Die O_2-Drucksenkungen auf arterielle Werte um 70 mm Hg erklären den teilweise erheblich gesteigerten Atemantrieb mit hochgradigen Hypokapniezuständen nicht.

Normoxie und Hypokapnie wurden ebenso beobachtet wie Hypoxie und Normokapnie. Veränderungen des Blutgasverhaltens und des Säure-Basen-Haushalts ließen ebenso wie spirometrische Ergebnisse eine strenge Abhängigkeit von der Schwere der allgemeinen zerebralen Schädigung vermissen.

Zeigten quantitative Atemstörungen, die auf Veränderungen der chemischen Atemantriebe hindeuteten, keine unbedingte Abhängigkeit von der Schwere der zerebralen Allgemeinschädigung, so galt dies ebenso für Störungen der Atemformen. Besonders hervorzuheben ist das Verhalten ataktischer Atemformen, bei denen neben Störungen der chemischen Atemantriebe Schädigungen der nervösen Steuerung der Atmung vorliegen. Dieser Typ einer besonders schweren Atemstörung wurde fast nur bei wachen Patienten registriert, die jedoch Zeichen einer Oblongataschädigung in Form einer latenten oder abgelaufenen bulbären Hirnstammeinklemmung oder umschriebenen tumorbedingten Läsion boten. Dagegen fehlten ataktische Atemformen bei schwersten, fast ausschließlich supratentoriell lokalisierten Läsionen mit anhaltendem Koma.

2. Reaktion auf Sauerstoffmangel

Die bei Gesunden und Kranken in Hypoxie auftretende periodische Atmung erklärte WINTERSTEIN (1955) damit, daß der Sauerstoffmangelantrieb die Führung der chemischen Steuerung der Atmung übernähme. Bei der gegenüber CO_2 wesentlich langsameren Diffusionsgeschwindigkeit des Sauerstoffmoleküls soll eine rhythmische Einwirkung des Sauerstoffmangelantriebs möglich sein, wobei die Selbstbremsung der Atmung durch CO_2-Abfall mitwirke. Blutgasanalysen hatten entsprechend niedrige O_2-Werte während der Perioden und ein umgekehrtes Verhalten der arteriellen CO_2-Spannungen ergeben.

ROSSIER, BÜHLMANN und WIESINGER (1958) beobachteten bei Untersuchungen kardiopulmonaler Erkrankungen, BROWN und PLUM (1961), LANGE und HECHT (1962), PLUM und BROWN (1963) bei zerebralorganischen Läsionen, daß das Ventilationsniveau bei periodischer Atmung manchmal erheblich über dem Normalniveau liegen kann.

FROWEIN vermutete *gesteigerte Tonuseinflüsse*, die in rhythmischer Form die Atemperiodik begünstigten. Die Übereinstimmung von Streckenautomatismen und Atemwogen kann fraglos in diesen Fällen damit erklärt werden.

PLUM und BROWN (1963) machten einen Ausfall tonischer Einflüsse des Endhirns für die Entstehung hyperventilatorischer Atemperioden verantwortlich. So gelang es, bei zerebralen Läsionen nach halbminutiger willkürlicher Hyperventilation (PLUM und BROWN 1963, UGRUYMOV 1964, SEEGER 1964) periodische Atmung flüchtig zu provozieren. Bei Gesunden ist mindestens eine 3minutige Hyperventilation notwendig, um den gleichen Effekt zu erhalten (WINTERSTEIN). Bei Gesunden wird demnach eine kurze Hypokapniephase durch kontinuierliche Atmung überbrückt, wenn sie nicht stärkere Grade erreicht. Da während dieser Zeit der chemische Hauptantrieb der Atmung entfällt, ist die Annahme tonischer Einflüsse vertretbar.

Ob diese dem Endhirn entstammen, ist bei den diffusen Hirnläsionen der Fälle oben erwähnter Autoren nicht zu klären.

Neben der Diskussion von Tonuseinflüssen ist die Möglichkeit einer *gesteigerten Sauerstoffmangelsteuerung* bei der Entstehung hyperventilatorischer Atemperioden zu erörtern. G. C. LOESCHCKE (1953), DEJOURS und Mitarb. (1956, 1957, 1962), CORMACK und Mitarb. (1956) sowie LLOYD und Mitarb. (1958) zeigten, daß der Schwellenwert der arteriellen Sauerstoffspannung, bei dem die O_2-Mangelrezeptoren ihre Tätigkeit aufnehmen, bei Gesunden bereits im hyperoxischen Bereich liegen kann (obere Grenze bei 170 mm Hg, O_2-Druck der Inspirationsluft etwa 140 mm Hg). Quantitative Untersuchungen des Sauerstoffmangelantriebs bei hirnorganischen Prozessen stehen bei konstant gehaltener alveolarer CO_2-Spannung noch aus.

Bei den eigenen Untersuchungen wurden periodische Atemformen fast ausschließlich durch Hypoxie provoziert. Das Atemminutenvolumen lag in dieser Phase oberhalb oder im Bereich der Durchschnittswerte bei Luftatmung. War die Ruheatmung hyperventilatorisch, so verhielten sich die Atemperioden entsprechend. Hyperventilatorische Atemformen und gleichförmige Perioden betrafen überwiegend Mittelhirneinklemmungen, bei denen sowohl eine gesteigerte Sauerstoffmangelsteuerung (siehe Beobachtungen bei Dezerebrierten) als auch erhebliche Tonuswirkungen nachweisbar waren. Einzelbeobachtungen nach Herzstillstand und bei isolierter Mittelhirnkompression (siehe „Schlüsselfälle") lassen daran denken, daß der totale oder partielle Wegfall übergeordneter Einflüsse aus dem Groß- oder Zwischenhirn die Entstehung der Periodik ermöglicht, wie Plum und Brown vermuten. Darüber hinaus ist bei einem Teil der Fälle die Vorstellung von Frowein sicher zutreffend, daß nicht der Wegfall tonischer Einflüsse, sondern rhythmische Tonussteigerungen die Periodik auslösen. Die Perioden waren dabei niemals streng regelmäßig (s. Abb. 5), sondern enthielten deutliche Unregelmäßigkeiten. Im Gegensatz zur ungleichförmigen Atemperiodik kam es beim Abklingen der Perioden zu wogender Atmung, nicht dagegen zu ataktischen Übergängen.

Die Mitteilungen zahlreicher Autoren, periodische Atmung finde sich häufiger bei Hemisphären- als bei Hirnstammprozessen, betrafen fast immer diffuse Hirnprozesse (Talbert 1954, Hebertson und Mitarb. 1957, Heymann und Mitarb. 1958, Plum und Swanson 1960, Plum und Brown 1963). Fälle, bei denen die Periodik auf Hirnstammblutungen bezogen wurde (Plum und Brown), lassen sich lokalisatorisch wenig verwerten. Die beigefügten Lageskizzen zeigen, daß es sich um Blutungen typischer medianer Lokalisation handelt, wie sie bei hochgradigen intrakraniellen Massenverschiebungen und Drucksteigerungen seit Attwater (1911) vielfach beschrieben wurden (siehe Neuropathologenkongreß London, 1955, besonders Beitrag Johnson und Yates).

Perioden mit ataktischen Übergängen („ungleichförmige Perioden") waren im eigenen Krankengut an medulläre und pontine Läsionen gebunden. Entsprechend fanden sie sich bei supratentoriellen Prozessen mit Zeichen der bulbären Einklemmung und bei den zur bulbären Einklemmung disponierten infratentoriellen Prozessen. Diese Kranken zeigten in Ruhe und in Hypoxie eine Normo- bis Hypoventilation. Unter Hypoxieeinfluß sank die Ventilation bei periodischer Atmung nicht weiter ab.

Plum und Brown nahmen bei ähnlichen Beobachtungen gleichfalls einen Zusammenhang dieser Periodenform und der Hypoventilation mit kaudaler Hirnstammschädigung an.

Ein Kausalzusammenhang zwischen Schweregrad der allgemeinen Hirnschädigung und der Häufigkeit periodischer Atemformen ließ sich im eigenen Krankengut nicht feststellen.

3. Reaktion auf 100% Sauerstoff

Ein gesteigerter Einfluß der Sauerstoffmangelsteuerung auf die Atmung ist in Narkose bekannt. Die Ausschaltung der Chemorezeptoren durch Inhalation einer sauerstoffangereicherten Atmosphäre kann erhebliche Atemdepression auslösen. Gleiche Effekte sind bei kardiopulmonalen Erkrankungen mit chronisch herabgesetztem CO_2-Atemantrieb gefürchtet, wenn durch Sauerstoffzufuhr der kompensatorisch wirksame Sauerstoffmangelantrieb der Atmung ausgeschaltet wird (H. BAUR).

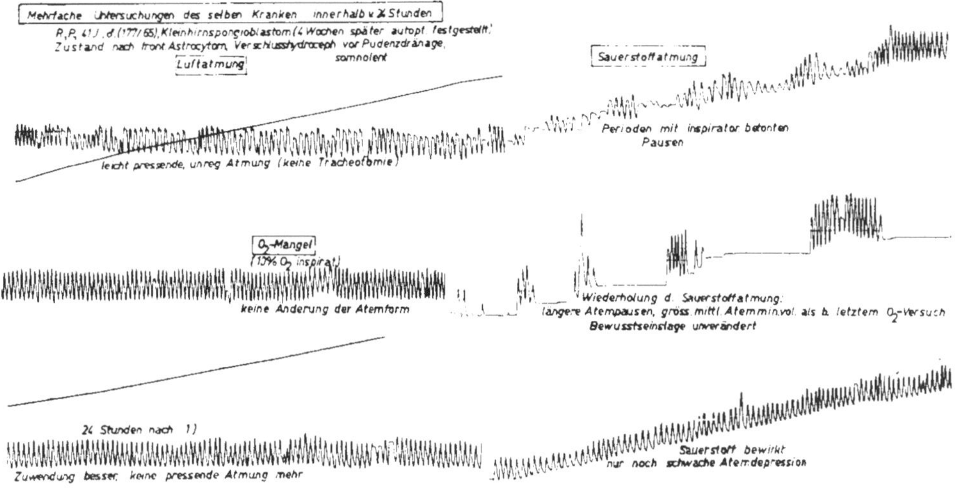

Abb. 41. Unter *Sauerstoffatmung* ohne und mit vorhergehender Hypoxie erhebliche, anhaltende Atemdepression bei heraufgesetzter CO_2-Schwelle des Atemantriebes. Sauerstoffatmung schaltete den kompensatorisch wirksamen Sauerstoffmangelantrieb aus

Stärkere Ventilationssenkung zu Beginn der Sauerstoffatmung war typisch für diffuse Schäden und Läsionen im Mittelhirn- und oberen Ponsgebiet. Dafür spricht ihre Häufung bei bewiesenen Mittelhirneinklemmungen und vor allem bei Streckautomatismen. Die Betonung bei Fällen mit gleichförmig periodischer Atmung weist in die gleiche Richtung. Kranke mit bulbärer Einklemmung zeigten Atemdepressionen in geringerer Frequenz. Traten sie auf, so waren sie besonders bedeutsam. Da bei Luftatmung eine Hypoventilationstendenz bestand, führten schon geringe zusätzliche Ventilationssenkungen durch Sauerstoffzufuhr teilweise zu erheblichen Atemdepressionen.

In Abb. 41 sind Beobachtungen bei einem Kranken zusammengestellt, bei dem Sauerstoff nach fast unauffälliger Ruheatmung lange Atempausen auslöste. Zu dieser Zeit bestand eine Rechtsverschiebung der CO_2-Antwortkurve, deren Fußpunkt oberhalb eines arteriellen CO_2-Wertes von 50 mm Hg lag. Die CO_2-Schwelle

6 a*

war somit erheblich erhöht. Der Steilheitskoeffizient lag im Normbereich (siehe letzte Kurve der präoperativen Messungen in Abb. 33).

Nach G. C. LOESCHCKE (1953) sind initiale Ventilationssenkungen nach Sauerstoffzufuhr ein Maß für die Höhe des Ruheanteils der Sauerstoffmangelsteuerung an der Atmung. Bei besonders hohen Sauerstoffkonzentrationen, wie in den eigenen Versuchen, pflegt die initiale Ventilationssenkung bei Gesunden infolge des stark wirksamen Gesell-Effektes auszubleiben. Daher haben LOESCHCKE und andere den atemdepressorischen Effekt des Sauerstoffs bei mäßiger Hyperoxie geprüft. Abweichend sahen wir trotz fast 100%iger O_2-Konzentration kurzdauernd stärkere Atemdepression und Atemformstörungen. Quantitativ erhebliche Atemdepressionen waren mit qualitativ starken Atemformänderungen kombiniert. Sie entsprachen den Verhältnissen bei Luftatmung und besonders bei Sauerstoffmangelatmung. Es ist naheliegend, ursächlich an einen gesteigerten Sauerstoffmangelantrieb entsprechend den Wintersteinschen Vorstellungen zu denken. Gerade bei Fällen mit heraufgesetzter Schwelle des CO_2-Atemantriebs (Abb. 41, Abb. 25) war die Hypoventilation unter Sauerstoffatmung besonders ausgeprägt. Die erhöhte CO_2-Schwelle verhinderte in diesen Fällen einen Wiederanstieg der Ventilation auf oder über den Ausgangswert. Selbst die CO_2-Stauung im Gewebe infolge des Gesell-Effektes war unzureichend, um den CO_2-Atemantrieb nach Ablauf der ersten Minuten in Gang zu setzen. Da die Hyperoxie zusätzlich den Sauerstoffmangelantrieb ausschaltete, waren lange Atempausen bei den Kranken mit bulbären Einklemmungszeichen die Folge.

Die Beseitigung periodischer und ataktischer Atmung durch Sauerstoff dürfte dieselbe Ursache haben wie das rasche Abklingen der pathologischen Atemformen, die in der Phase der initialen Atemdepression durch Sauerstoff provoziert wurden. Es erfolgte immer innerhalb weniger Minuten eine Ventilationserhöhung auf den Durchschnittswert bei Luftatmung oder stärker, nie eine Hypoventilation. Nicht der Sauerstoff selbst bewirkte Normalisierungstendenz der Atmung, sondern der sauerstoffausgelöste Gesell-Effekt, der über die Gewebestauung der CO_2 den zusätzlichen CO_2-Atemantrieb erzeugte.

Die Seltenheit ataktischer Atmung in FROWEINS Krankengut, das ausschließlich unter Sauerstoffatmung untersucht wurde, dürfte ihre Ursache in der ventilationssteigernden Wirkung des Gesell-Effektes haben.

Aufschlußreich war das Ventilationsverhalten bei Dezerebrierten. Die Ruheatmung war bei hohen Atemäquivalenten erheblich gesteigert. Der Ventilationsabfall zu Beginn der Sauerstoffatmung war absolut größer als bei anderen Patienten, erreichte aber nie

den Normbereich. Ein Wiederanstieg auf die Ausgangslage bei Luftatmung durch den Gesell-Effekt erfolgte nicht, obwohl die CO$_2$-
Erregbarkeit der Atmung hochgradig gesteigert war. Daraus ist zu
schließen, daß neben der gesteigerten CO$_2$-Erregbarkeit die Sauerstoffmangelsteuerung der Atmung bei Dezerebrierten eine erhebliche Steigerung aufwies.

In Einzelfällen führte die Ausschaltung des Sauerstoffmangelantriebs durch Sauerstoffzufuhr zur Abschwächung der Streckautomatismen wie umgekehrt Hypoxie zu einer Zunahme. Sie belegen die enge Koppelung von motorischen und respiratorischen
Enthemmungsphänomenen.

4. Reaktion auf CO$_2$

Seit den ersten experimentellen CO$_2$-Retentionen durch HALDANE und PRIEST-
LEY (1905) wurden zahlreiche Methoden angegeben, die Erregbarkeit des Atmungszentrums für CO$_2$ oder die Fähigkeit der Lungen, CO$_2$ auszuscheiden, quantitativ
zu erfassen. Die Prüfung der zentralen CO$_2$-Erregbarkeit fand besonders in der An-
ästhesie bei Untersuchungen zentral dämpfender Mittel Aufmerksamkeit.

Bei Erkrankungen und Verletzungen des Zentralnervensystems sind systematische Untersuchungen unter lokalisatorischen Gesichtspunkten bisher nicht durchgeführt worden. Gewöhnlich handelte es sich bei den zentralen Läsionen um diffuse
Hirnschädigungen. So beobachteten HEYMAN und Mitarb. (1958) 15 Fälle ein- und
doppelseitiger Hirninfarkte mit unterschiedlicher Erregbarkeit für CO$_2$. Besondere
Beachtung verdienen 3 Fälle mit Ponsblutungen, deren CO$_2$-Erregbarkeit herabgesetzt war (PLUM und SWANSON 1959). Die bei schweren diffusen Hirnläsionen
übliche hochgradige Erregbarkeitssteigerung fehlte hier. Auch unter FROWEINS
Fällen findet sich ein Ponstumor mit hochgradiger Erregbarkeitsminderung für CO$_2$.
Schließlich teilte WASSNER Fälle aus PIAS Krankengut mit, bei denen Tumoren der
oralen Stammganglien (Verschlußhydrozephalus mit axialem Schub des Hirnstamms) zu Erregbarkeitsminderungen des Atmungszentrums für CO$_2$ geführt
hatten.

Problematisch sind Literaturfälle, bei denen die CO$_2$-Erregbarkeit nach Läsionen
der Medulla oblongata geprüft wurde. Allen sind Paresen bis zur kompletten Tetraplegie gemeinsam. So untersuchten LINDERHOLM und WERNEMAN (1956) 12 Fälle,
LIOT (1957) 10 Fälle und PLUM und BROWN (1963) einen Fall von bulbärer Poliomyelitis. Die CO$_2$-Erregbarkeit war stark gesenkt. Unseres Erachtens ist anzunehmen, daß dieser Befund zumindest teilweise Folge der peripher mitgeschädig-
ten Atemmuskulatur ist.

Die eigenen Resultate zeigten, *daß CO$_2$-Erregbarkeitssteigerungen*
bei supratentoriellen Prozessen mit latenter oder manifester Mittel-
einklemmung unabhängig von der Bewußtseinslage besonders im
Stadium der postoperativen Dekompensation auftraten. Die von
FROWEIN betonte Abhängigkeit von der Tonuslage wurde — abgesehen von Ausnahmen — bestätigt. Entsprechend fanden sich aus-
geprägteste Erregbarkeitssteigerungen bei Dezerebrierten aller Patientengruppen. Vorwiegend handelte es sich um diffuse Hirnläsio-

nen. Neben den Streckanfällen wiesen meist weitere Symptome auf eine mesenzephale Mitschädigung hin, wenn auch primär kortikale Schäden (siehe Herzstillstand) und Mischformen mit gleichem Syndrom der Dezerebrierten nur bei gesicherten Einklemmungsfällen exakt auszuschließen waren.

Tierexperimentell entsteht eine Dezerebration bei Durchschneidung der Haubengebiete des Mittelhirns oder der oberen Brückenregion kranial von der Ebene des Deitersschen Kernpaares aus (MAGNUS und DE KLEYN und andere). Entsprechend lokalisierte Läsionen mit Dezerebration sind beim Menschen — zum Beispiel in Fällen mesenzephaler Einklemmungen und Blutungen — bekannt (Zusammenstellung bei PIA 1957).

Es stellte sich daher die Frage, ob bei Dezerebrierten die besonders gesteigerte CO_2-Erregbarkeit des Atemantriebs mit direkten oder indirekten Schäden des Mittelhirns und oberen Ponsgebietes als Enthemmungsphänomen in Zusammenhang zu bringen war. Lokale Prozesse im Tentoriumschlitz verlangten besondere Beachtung. Da sie meist zu einer Kompression des Aquäduktes und damit zum Verschlußhydrozephalus führen, zeigte das eigene Material Kombinationen mit bulbären Einklemmungen. Entsprechend fand sich bei einer Aquäduktstenose ohne Tumor eine reduzierte CO_2-Ansprechbarkeit mit erhöhter CO_2-Schwelle, während bei Zustandekommen durch Tumoren des Mittelhirnbereiches die CO_2-Ansprechbarkeit eine Steigerung erfuhr. Dabei blieb es gleich-, gültig, ob der Prozeß von supratentoriell her in den Zisternenring am Tentoriumrand eingebrochen war oder ob es sich um hochsitzende infratentorielle Tumoren, etwa Akustikusneurinome oder um ein Tentoriummeningeom mit überwiegend infratentoriellem Sitz handelte.

Wichtig ist die Feststellung, daß die Bewußtseinslage ohne Einfluß ist: Das Bewußtsein konnte voll erhalten oder in Kombination mit einer Dezerebration erloschen sein.

Nur einmal fehlte bei ausgeprägter Mittelhirnsymptomatik eine Steigerung des CO_2-Atemantriebs. Es handelte sich um eine Mittelhirnerweichung bei Aneurysma dissecans der A. basialis.

Minderungen der CO_2-Erregbarkeit fielen bei infratentoriellen Prozessen ohne Nachbarschaftsbeziehungen zum Mittelhirn auf. Die Prozesse konnten im Hirnstamm selbst, in seiner unmittelbaren Nachbarschaft oder im Kleinhirn lokalisiert sein. Bei allen lag eine bulbäre Einklemmung vor. Bemerkenswert war die fehlende oder nur gering ausgeprägte Senkung der CO_2-Reaktion *präoperativ*, besonders eindrucksvoll in einigen Fällen, die wenige Stunden vor akuter Atemlähmung (bulbärer Einklemmung) eine normale CO_2-Erregbarkeit des Atmungszentrums aufwiesen. Fortlaufende postoperative Untersuchungen ließen klar erkennen, daß die Minderung der CO_2-Erregbarkeit ausschließlich Folge kaudaler Hirnstammläsionen ist. Gerade hirnstammnahe Tumoren ohne prä- und postoperative Bewußtseinsstörungen und sonstige Hinweise für eine Allgemeinschädigung zeigten stets in der Phase der akuten postoperativen Reaktionen (Ödem, Zirkulationsstörungen) eine hochgradige Erregbarkeitsminderung des Atmungszentrums für CO_2. Entsprechend verhielten sich Kleinhirntumoren und alle weiteren Fälle nach Abschluß der Untersuchung. Dieser rein lokale Effekt auf das bulbäre Atemzentrum war auch in Fällen hochsitzender Akustikusneurinome in komatösem Zustand nachweisbar.

Damit läßt sich zusammenfassen, daß der CO_2-Atemantrieb als wichtigster Anteil der chemischen Steuerung der Atmung besonders stabil sein muß, da er gewöhnlich im Gegensatz zum Sauerstoffmangelantrieb bis zum Einsetzen einer akuten Dekompensation, etwa einer manifesten bulbären Einklemmung, unauffällig blieb. Den bulbopontinen Zirkulationsstörungen, wie sie nach jedem infratentoriellen Eingriff in der Phase des Hirnödems zu erwarten sind, hält die CO_2-Steuerung der Atmung innerhalb einiger Tage nicht stand.

Kombiniert und isoliert fanden sich starke Veränderungen der Atemform und starke Schwankungen des Atemzeitvolumens.

Bei kontinuierlichem Anstieg des inspiratorischen CO_2-Gehaltes wiesen die Veränderungen der Atemform auf Schwankungen im CO_2-Atemantrieb hin. Der Steigerungskoeffizient konnte dabei normal oder vermindert sein.

5. Schlüsselfälle

Ein Tumorfall mit lokaler Mittelhirnkompression war mit Hyperventilation, provozierbarer gleichförmiger Atemperiodik und mit erhöhter CO_2- und O_2-Mangelerregbarkeit der Atemsteuerung verbunden. Entsprechend verhielten sich supra- und infratentorielle Tumoren mit Zeichen der Mittelhirneinklemmung. Da Atemstörungen dieses Typs am stärksten bei diffusen Hirnprozessen mit erheblicher Massenverschiebung und intrakranieller Drucksteigerung ausgeprägt waren, erschien als Schlüsselfall diffuser Hirnschädigungen ohne Hirnstammläsion ein Zustand nach Kreislaufstillstand und anhaltendem Koma zur Abgrenzung geeignet. Abgesehen von der flüchtigen Schockphase, sprachen normale Pupillen- und Kornealreflexe und das Ausbleiben von Streckautomatismen oder doppelseitigen Pyramidenbahnzeichen für eine diffuse kortikale Schädigung bei intaktem Hirnstamm. Entsprechende Hyperventilationen und Erregbarkeitssteigerungen für CO_2- und O_2-Mangel wurden sonst nur bei Dezerebrierten beobachtet. Wogende und regelmäßige Atmung waren vorherrschend.

Im Gegensatz zu der Vorstellung von FROWEIN fanden sich die schwersten zentralen Atemstörungen — wie im Tierexperiment (HOFF und BRECKENRIDGE) — bei bulbären Läsionen ohne jede Abhängigkeit von der Bewußtseinslage. Der Schlüsselfall eines Tumors der Medulla oblongata zeigte, wie die zahlreichen infra- und supratentoriellen Tumoren mit bulbärer Einklemmung, Hypoventilation, ataktische und ungleichförmig periodische Atmung und eine Erregbarkeitsminderung für CO_2. Ein erhöhter Einfluß der O_2-Mangelsteuerung auf die Ruheatmung ließ sich bei diesem Schlüsselfall nicht nachweisen, kaum selbst bei bulbären Einklemmungen.

C. Diskussion von Fragen, die tierexperimenteller Klärung oder Bestätigung bedürfen

Bei Betrachtung der Versuchsergebnisse ist zu berücksichtigen, daß fortlaufende systematische Untersuchungen progredienter raumfordernder intrakranieller Prozesse beim Menschen kaum möglich sind. Ist die Diagnose gestellt, sind frühestmögliche operative Konsequenzen die Regel. Ausnahmen betreffen fast nur die problematische Gruppe diffuser Hirnprozesse. Hinzu kommt die allgemeine Erfahrung, daß das Gehirn sich an langsam wachsende Tumoren so weit adaptieren kann, daß die Atmung auch bei Belastungsprüfungen — besonders durch CO_2-Retention — lange Zeit keine Störungen erkennen lassen muß. Erst die postoperativen Befunde haben die lokalisatorischen Zusammenhänge zur CO_2-Reaktion aufgehellt. Die durch den operativen Eingriff ausgelöste akute Druckentlastung und Traumatisation ist jedoch ein Faktor, der sich nicht ohne weiteres von den Auswirkungen einer langsamen gerichteten Hirnkompression abgrenzen läßt. Die Untersuchung akut oder subakut entstehender Massenverschiebungen, die dem Gehirn nur wenig Zeit zur Anpassung lassen, hätte vermutlich am ehesten Zusammenhänge zwischen Art und zeitlicher Aufeinanderfolge verschiedener Atemstörungen in Abhängigkeit vom Typ der intrakraniellen Massenverschiebung erkennen lassen. Aber gerade in diesen Fällen, zum Beispiel bei Epiduralhämatomen oder Hirnabszessen, liegt eine besonders dringliche Operationsindikation vor, die selbst einmalige präoperative spirometrische Messungen ausschließt.

Wenn auch klinisch und morphologisch faßbare Hirnläsionen Fehlermöglichkeiten bieten, so fanden sich doch lokalisationsspezifische Unterschiede der Atemstörungen in Abhängigkeit von der Art der Massenverschiebungen und der durch sie verursachten Hirnstammeinklemmungen. Es erhob sich die Frage, ob unter kontrollierten tierexperimentellen Bedingungen die Resultate reproduzierbar waren.

Zwei grundsätzliche Unterschiede zwischen raumfordernden Prozessen beim Menschen und solchen im Experiment mußten beachtet werden:

1. Die eigenen Tierversuche waren nur in Narkose vertretbar. Dieser Nachteil konnte durch Vorversuche in Narkose ausgeglichen werden.

2. Seit SPATZ ist bekannt, daß sich der Mechanismus intrakranieller Massenverschiebungen bei Mensch und Säugetier unterscheidet. Geringere Achsenknickung des Hirnstamms und Steilstellung des Tentoriums bei Säugetieren ermöglichen bei supratentoriellen raumfordernden Prozessen frühzeitiger als beim Menschen einen Schub in axialer Richtung des Hirnstamms.

Von Vorteil erschien die Möglichkeit, in jeder Versuchsphase die Untersuchungen abbrechen zu können, um morphologische Befunde zu erhalten. Beim Menschen ist der Aussagewert kontrastmitteldiagnostischer, bioptischer und autoptischer Befunde eingeschränkt, da die zeitliche Korrespondenz zwischen Spirographie und morphologischem Befund seltener gegeben ist.

Die tierexperimentelle Bearbeitung folgender Fragen erschien nötig:

1. Lassen sich hyper- und hypoventilatorische Atemformen in gleicher Weise wie bei Kranken beobachten?

2. Besteht eine Lokalisationsspezifität periodischer und ataktischer Atemformen auch bei Tieren?

3. Gibt es verstärkte Ventilationssenkungen zu Beginn der Sauerstoffatmung? Falls ja, sind sie an Läsionen des Mittelhirn-Pons-Gebietes gebunden? Läßt sich tierexperimentell sichern, daß sie an die Intaktheit der peripheren, auf Sauerstoffabfall ansprechenden Chemorezeptoren gebunden sind?

4. Ist die CO_2-Erregbarkeit bei mittelhirnbetonten Läsionen mit Streckstarre gesteigert und bei bulbärer Einklemmung reduziert?

5. Lassen sich Auswirkungen von Hirnstammeinklemmung auf die Atemsteuerung von denen allgemeiner intrakranieller Drucksteigerung abgrenzen?

D. Tierversuche

I. Methodik

1. Experimentelle Erzeugung einer gerichteten Hirnkompression

Davis hatte 1926 durch Einbringen von Agar in die Hirnsubstanz bei Hunden Massenverschiebungen mit hochgradigem Begleitödem erzeugt, um die Wirkung subtemporaler Dekompressionen zu prüfen. Nachdem Reid und Cone (1929) an Affen experimentierten, reproduzierte später Perret (1940) gerichtete Hirnkompressionen an Katzen durch intrazerebrale Paraffininjektionen (wie Pia 1957) oder luftgefüllte Gummiballons, letztere auf Anregung von Riessner und Zülch. Später registrierten Jennet und Stern (1960) an Katzen, Tarlov und Giancotti (1956, 1959), Thompson und Malina (1959) an Hunden unter ähnlichen Bedingungen Kreislaufveränderungen, wobei Tarlov und Giancotti auch Atemstörungen feststellten.

In Anlehnung an die Versuche von Tarlov und Giancotti sowie Jennet und Stern erzeugten wir bei 35 Hunden gerichtete Hirnkompressionen durch epidural eingelegte aufblasbare Gummiballons.

Technisches Vorgehen (Abb. 42)

a) Narkose

Ohne Prämedikation wurden 50 mg Pernocton/kg in zwei Depots intramuskulär verabreicht. Während der Vorversuche war die Narkosetiefe am größten. Da die Tiere durch die Versuchsart (Hirnstammeinklemmung) komatös wurden, konnte auf weiteres Narkotikum verzichtet werden.

b) Registrierung

Die Registrierung der Spirogramme erfolgte durch einen Hellige-Sechsfachschreiber. Registriert wurden:

1. Atmung
Nach Tracheotomie wurde ein Spiraltubus fest in die Trachea eingebunden und an das Spirometer angeschlossen.

2. Arterieller Druck
Über einen Femoraliskatheter erfolgte die Druckmessung in der Aorta abdominalis und Übertragung auf den Sechsfachschreiber mit Hilfe eines Statham-Elementes.

3. Intrakranieller Druck
Eine Cushingkanüle wurde in den kontralateralen Seitenventrikel eingelegt und der Liquordruck fortlaufend registriert.

4. EKG und Pulsfrequenz

5. Temperatur

Bei konstanter Raumtemperatur von 20° wurde stündlich die Rektaltemperatur kontrolliert, Wärmeverlust durch Umwickeln der Extremitäten niedrig gehalten.

6. Gasanalysen

Inspiratorische CO_2-Werte wurden mit Hilfe des Diaferometers, arterielle Werte unter Verwendung des Astrup-Meßwagens und der arterielle Sauerstoffdruck durch ein Doppeloxymeter (Atlaswerke Bremen) bestimmt.

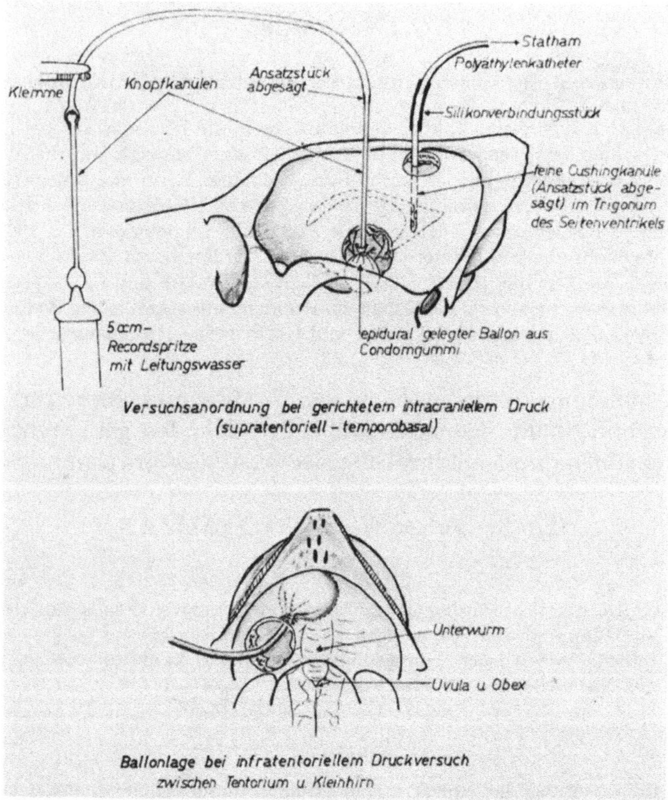

Abb. 42. Experimentelle Erzeugung gerichteter Hirnkompressionen beim Hund

c) Operationsakt

1. Supratentorielle gerichtete Hirnkompression (Abb. 42)

Nach Anlegen eines Bohrlochs 1 Querfinger vor dem vorderen Ohrmuschelansatz wurde epidural ein Ballon aus Condomgummi basalwärts vorgeschoben. Der Verschluß des Trepanationsdefektes erfolgte mit Palacos. Kontralateral wurde 2 cm nasal von der Protuberantia occip. ext. 5 mm seitlich der Mittellinie ein zweites Bohrloch angelegt, die Dura geschlitzt und die Cushingkanüle in das Kammerdreieck vorgeschoben. Zur Fixierung der Cushingnadel wurde der am Statham-Element fixierte Polyäthylenkatheter über ein Silikonverbindungsstück an der

Cushingkanüle befestigt, nachdem abtropfender Liquor eine korrekte Lage der Kanüle anzeigte. Bei der Kürze des Verbindungsstücks waren Druckdämpfungen durch das elastische Silikon nicht zu befürchten, zumal der Polyäthylenkatheter bis an die Kanüle vorgeschoben wurde.

2. Infratentorielle gerichtete Hirnkompression (Abb. 42)
Die Trepanation erfolgte zwischen Mittellinie (Crista occip. ext.) und Hinterrand des Condylus occip. mit Vorschieben des Ballons zwischen Dura und Knochen des beim Hund teilweise verknöcherten Tentoriums. Der intrakranielle Druck wurde wie bei supratentorieller Hirnkompression gemessen.

3. Denervierung
Bei zwei Tieren wurden die peripheren, auf Sauerstoffmangel ansprechenden Chemorezeptoren durch doppelseitige Vagotomie und doppelseitige Entfernung des Glomus caroticum ausgeschaltet.

Entsprechend den von ADAMS (1958) angegebenen topischen Beziehungen beim Hund wurden nach Vagotomie am Halse das gesondert in der Gefäßgabel der Carotis liegende Glomus caroticum einschließlich seiner feinen Faserverbindungen zum Plexus caroticus und zum N. glossopharyngicus und zur Sicherheit die Adventitia der Carotisgabel exstirpiert. Nach Injektion von 0,5 ml einer 0,01%igen Natriumzyanidlösung in eine Carotis war nach GESELL und WHITE (1938) eine vollständige Ausschaltung der peripheren Chemorezeptoren anzunehmen, sofern keine Hyperventilation eintrat.

d) Tötung und morphologische Bearbeitung

Unmittelbar nach Beendigung der letzten Messungen wurden die Tiere durch intravenöse Injektion von Inaktin (2 g) rasch getötet. Nach Unterbindung der Arterien der Halsregion und Dekapitation wurden innerhalb von 24 bis 48 Stunden 500 bis 1000 ml 10%iges Formalin aus 1,5 m Höhe über die A. carotis int. perfundiert. Der Kopf lagerte eine Woche in 10%igem Formalin. Nach Entnahme des Cehirns mit Durchtrennung der Medulla in Höhe des ersten Zervikalsegmentes wurde das Hirnvolumen mit Hilfe eines Überlaufgefäßes bestimmt. Die Hirnsektion erfolgte in der üblichen Weise unter Abtrennung des kaudalen Hirnstamms, Zerlegung des Großhirns in frontale Scheiben und Querdurchtrennung von Hirnstamm und Kleinhirn in verschiedenen Höhen. Im Hinblick auf die Befunde von TARLOV und GIANCOTTI sowie JENNET und STERN konnte auf eine histologische Bearbeitung verzichtet werden.

2. Einteilung der Tierversuche

a) Vorversuche

In 20 Vorversuchen ließ sich gemeinsam mit LANGREHR eine standardisierte Technik erarbeiten.

b) Sicherung gleichartiger morphologischer Befunde

Tiere der Vorversuchsreihe wurden fortschreitenden supratentoriellen Kompressionen unterzogen, bis unter *zentralen* Erscheinungen (wellenförmigen arteriellen Drucksteigerungen, Atempausen, Atem- und Kreislaufstillstand) der Tod eintrat. Abb. 43 gibt einen Überblick über die verschiedenen Ballonlokalisationen der Vorversuchsreihe. Tiere mit frontalem Ballonvolumen erlagen meist bei Ballongrößen zwi-

94   Methodik

schen 4 bis 6% des Hirnvolumens einer Atemlähmung, Tiere mit temporaler
Ballonlage erst bei Ballonvolumina von 8 bis 16% des Hirnvolumens. Die letztere
Gruppe zeigte stets ausgeprägte Zisternenhernien am Tentoriumrand (Abb. 44 *a*)
im Gegensatz zu Tieren mit anderer Ballonlokalisation (Abb. 44 *b*).

MATERIALÜBERSICHT
15 Tierversuche (Hunde) mit spirometrischen Untersuchungen bei gericht. Hirnkompress.

alle Tiere wurden durch Barbituratinjektionen (Inaktin) in der Versuchsphase getötet, in der die letzten Messungen erfolgten.

Nr. (H.)	Lokalis. des Ballons	Mittelhirneinklemm. Zeit nach Kompress.beginn min.	Ballonfüllung ml	Todeseintritt Zeit n. Kompress.beg. min.	Ballonfüllung ml	Autopsie Druckkonus temp.	cerebellär	Hirnstammblutung	Besonderheiten
31	temp.	10	6	180	18	+	+	−	
32	temp.–pariet	17	6	210	(8→)0	+	+	−	b.8ml Ballonf. hoher Hirndruck
33	„ „	2	2 1	90	1	+	−	−	Massenblut. intrazer., hoh.Hirndr.
34	„ „	174	9	203	9 konst.	+	−	−	Atempausen bis 3 Min.
35	„ „	51	5	236	5 konst.	+	−	−	Denervierung
41	„ „	4	2	114	2 konst.	+	−	−	Narkoseschädigung
42	temp.–front.	70	6	237	(9→)2	+	−	+	Ponsblutung
43	temp.–pariet								missglückt (Narkoseschäd.)
44	„ „	−	−	290	3 konst.	+	− •	−	Denervierung
36	infratent.	−	−	170	−	−	+	−	Ballon geplatzt
37	„	−	−						„ „
38	„	−	−	273	−	−	−	−	„ „
39	„	−	−	173	(3→)0	−	+	−	Ausblutungsschock
40	„	−	−	70	1 konst.	−	−	−	
45	„	−	−	150	1,5	−	−	−	Streckstarre.

17 Vorversuche supratentoriell ohne Spirometrie

alle Tiere starben aus zentraler Ursache (Hirnkompression). Primär (ausgenomm. ein Tier m. Herzstillstand) Atem– sek. Herzstillst.

Nr. (H.)	Lokalis. des Ballons	Mittelhirneinklemm. Zeit nach Kompress.beginn min.	Ballonfüllung ml	Todeseintritt Zeit n. Kompress.beg. min.	Ballonfüllung ml	Autopsie Druckkonus temp.	cerebellär	Hirnstammblutung	Besonderheiten
1	temp.	36	7	213	13	+	+	+	Hirnstammblutg. bis Med.obl.
2	„	90	5	106	5	+	+	+	„ „ „
3	„	107	14	129	25	+	+	+	„ „ „
4	temp. pariet	105	12	140	14	+	+	+	„ „ Pons
6	temp. front.	81	6	165	8	+	(+)	−	
7	„ „	199	19	259	29	+	+	−	
15	temp.	180	13	255	17	+	+	−	
16	„	115	8	165	12	+	+	+	
17	temp.–pariet.	65	4	118	7	+	−	−	
5	front.	15	5	126	12	−	−	−	
8	„	45	6	121	11	+	+	+	Hirnstammblutung bis Pons
9	„	62	7	99	9	+	−	−	
10	„	15	4	105	10	+	−	−	
11	occipit.	85	8	150	13	+	+	−	„ „ „
12	„	115	10	220	17	+	+	−	
13	„	43	4,4	43	4,4	−	−	−	ak.Herztod b. art.Druckanstig (altes Tier)
14	occip.–pariet		5	165	12				

Abb. 43. Versuchsablauf und morphologische Befunde bei Vor- und Hauptversuchen

Außerdem fanden sich bei temporaler Hirnkompression Hirnstammblutungen
wie beim Menschen (Abb. 45 und 46). Es handelte sich um kleine Kugelblutungen,
die vorwiegend median konfluierten und hier stiftförmig das Haubengebiet durchsetzten. Bulbäre Einklemmungen kamen durch Herniation der Uvula, nicht der
Kleinhirntonsillen, zustande, entsprechend PERRETS Beobachtungen (Abb. 47).

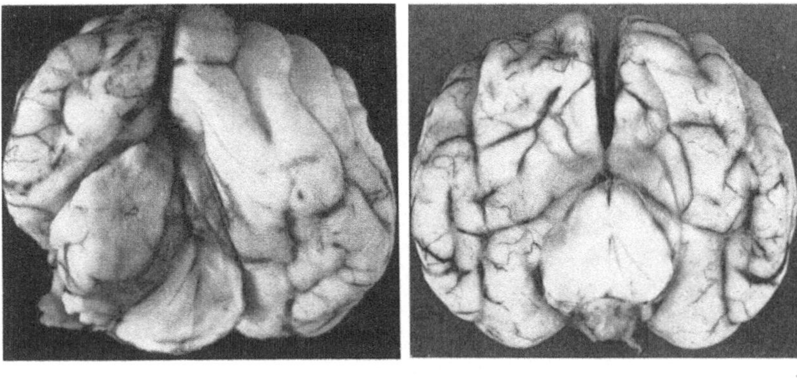

a   b

Abb. 44 *a*. Temporobasale Ballonkompression mit linksbetonter beidseitiger Tentoriumhernie beim Hund. Tödliche Atemlähmung nach Erreichen eines Ballonvolumens von 9,8% des Hirnvolumens (H 16)

Abb. 44 *b*. Frontokonvexe Ballonkompression ohne Tentoriumhernie beim Hund. Tödliche Atemlähmung nach Erreichen eines Ballonvolumens von 11% des Hirnvolumens (H 5)

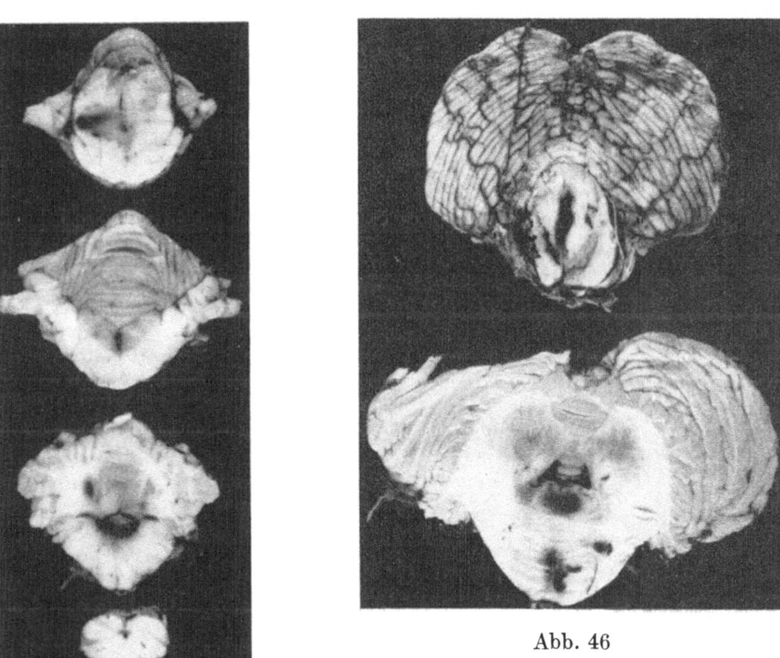

Abb. 46

Abb. 45

Abb. 45. Hirnstammblutungen nach temporaler Ballonkompression beim Hund

Abb. 46. Hirnstammblutungen nach temporalem akutem Epiduralhämatom beim Menschen

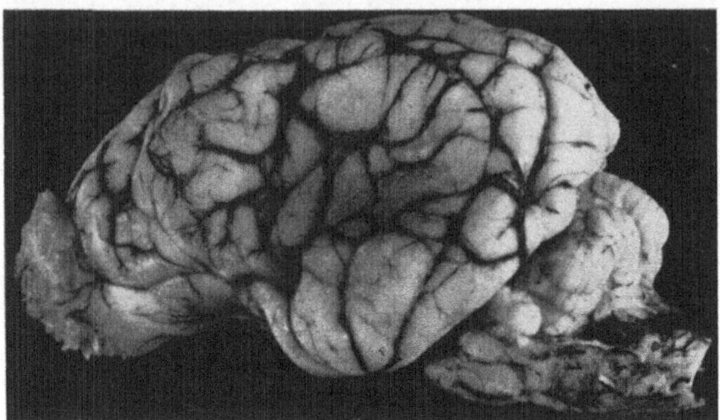

Abb. 47. Bulbäre Einklemmung nach supratentorieller Hirnkompression mit tödlicher Atemlähmung beim Hund. Druckkonus der Uvula vermis

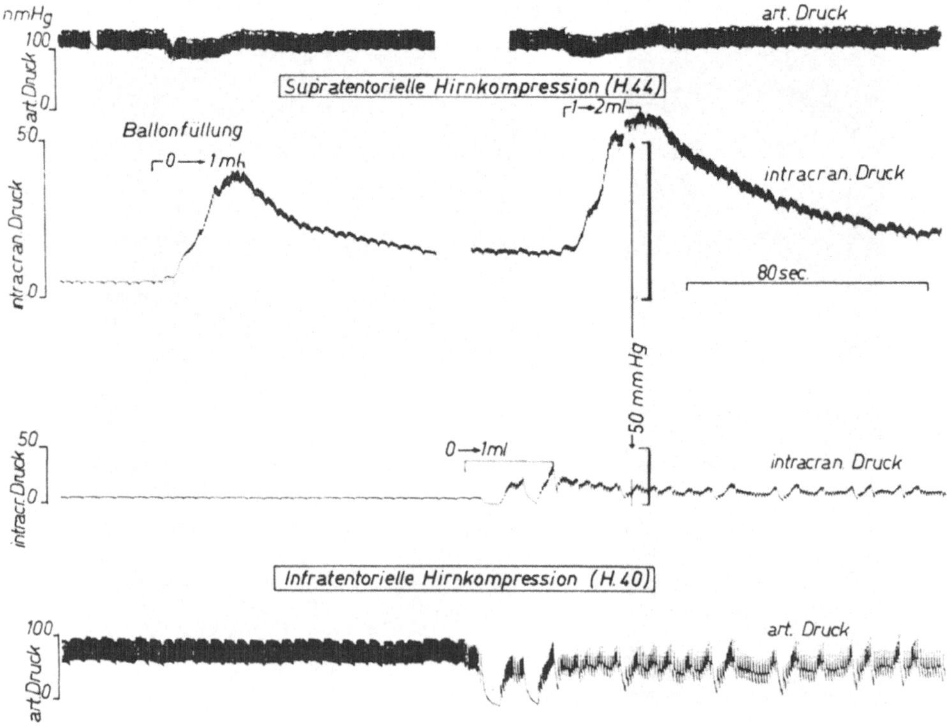

Abb. 48. Schubweise Ballonfüllungen, geringe flüchtige intrakranielle Drucksteigerungen

c) Erfassung der klinischen Daten und Untersuchungsgang

Die spirometrischen Messungen erfolgten in der gleichen Reihenfolge wie beim Menschen und mehrmals während verschiedener Versuchsstadien. Zu Versuchsbeginn gemessene Astrup-Werte des arteriellen Blutes wiesen auf normale Säure-Basen-Verhältnisse in Narkose hin.

Bei Registrierung der Luft-, Sauerstoff- und Sauerstoffmangelatmung wurden weitere Astrup-Messungen und Bestimmungen der Sauerstoffsättigung des arteriellen Blutes vorgenommen.

Nach Beendigung des Vorversuches folgte schrittweise in Abständen von 5 bis 15 Minuten die Ballonfüllung unter Injektion von 0,5 bis 1,5 ml Leitungswasser. Jeder Füllungsschub dauerte 1 bis 2 Minuten. Dabei stieg der intrakranielle Druck kurzfristig an und erreichte nach spätestens 5 Minuten wieder den Ausgangsdruck (Abb. 48) entsprechend Beobachtungen von JENNET und STERN. In fortgeschrittenen Kompressionsphasen konnte der intrakranielle Druck auch im Intervall zwischen den Füllungen leicht erhöht bleiben, ohne arterielle Druckbereiche zu erreichen. Pupillen- und Tonusänderungen unterstanden fortlaufender Kontrolle.

d) Überblick der Tierversuche

Über 20 Vorversuche und 15 Hauptversuche orientiert Abb. 43. Repräsentative Beispiele (Abb. 49) supratentorieller Hirnkompressionen boten die Versuche H 31, 32, 35, 44. Der Ballon wurde temporal lokalisiert, nachdem Vorversuche gezeigt hatten, daß dabei stets mit klinischen und autoptischen Zeichen der Mittelhirneinklemmung gerechnet werden konnte und die axiale Verschiebung des Hirnstammes geringer war als bei anderen Lokalisationen. Infratentoriell wurden zwei Versuche mit verschiedener Höhenlokalisation des Ballons (H 40 und 45 in Abb. 49) durchgeführt. Eine weitere infratentorielle Kompression betraf ein Tier mit Ausblutungsschock, wodurch die Ergebnisse nur bedingt verwertbar sind. Schließlich erlaubten Komplikationen während des Versuchsablaufes (Platzen der Ballons zu Beginn der Füllung, Ponsblutung bei unkorrekter Lage der Cushingkanüle, intrazerebrale Massenblutung mit hohem Hirndruck) das Herausstellen einer 3. Gruppe mit diffusen Hirnläsionen (H 33, 36, 37, 38). Zwei Versuche mit Narkoseschädigung (H 41, 43) wurden verworfen oder nur zu Vergleichzwecken herangezogen. Zehn weitere Versuche (H 21 bis 30) mit Herzstillstand ohne intrakranielle Drucksteigerung führten zu anhaltender metabolischer Azidose. Nur bei einem Tier (H 29) ließ sich eine Dezerebration bei normalen Säure-Basen-Werten erzielen[1].

Bei den Tierversuchen wurde bewußt auf ein statistisch signifikantes Material verzichtet, jedoch versucht, durch wenige repräsentative Fälle Hirnmassenverschiebungen mit umschriebenen Schädigungen ohne allgemeine Hirndrucksteigerung zu erfassen. Durch schnelle Tötung sollten sekundäre Folgen (Hirnödem) ausgeschaltet werden.

---

[1] Für die Durchführung der Kreislaufstillstände bin ich Herrn Dr. Voss, Chirurgische Universitätsklinik Gießen, dankbar.

SUPRATENTORIELLE (temporale) HIRNKOMPRESSION

Nr.	Versuchsphase	Zeit	Ballonfüllung ml	Pupill.	Atemgas	Atemminvol. l(BTPS)	Freq. /min.	Atemzugvol. ml(BTPS)	1.Min. O_2-Atmg. l(BTPS)	Atemform	O_2 Sätt % (arteriell)	pCO_2 mmHg (arteriell)	pH (arteriell)	arter. Druck mmHg	intracran. Druck mmHg
34	Vorversuch	14^{28}	–	e(+) =	Luft	6,59	36	183	6,20	regelmäss	91,9	36,0	7,39	155/120	8
					O_2	7,31	35	209			92,9	36,0	7,39		
	vor Mittelhirneinklemmung	16^{33}	5	e(+) =	Luft	4,35	15	290	3,18	regelmäss	91,5	37,0	7,37	155/120	7
					O_2	4,26	12	355			91,0	44,0	7,31		
	Mittelhirneinklemmung	17^{30}	9	Anisocorie	Luft	4,13	9	460	2,36	period. atakt.	91,0	39,0	7,35	140/100	15
					O_2	3,14	7	449			91,7	40,0	7,34		
	nach Hypoxieversuch	18^{37}			Luft	3,29	9	366	1,55	period. atakt.	91,9	35,5	7,39		
					O_2	3,28	8	410			92,9	38,0	7,36		
42	Vorversuch	10^{40}	–	e(+) =	Luft	4,67	30	156	3,35	regelmäss	–	40,5	7,38	100/60	2,5
					O_2	4,2	28	150				47,5	7,33		
	nach Rückatmg. CO_2	11^{36}			Luft	4,10	20	205	3,47		98,4	44,0	7,34		
					O_2	4,00	20	200			100,0	49,0	7,30		
	vor Mittelhirneinklemmung	12^{00}	1,5	e(+)=	Luft	3,90	20	195	3,25	regelmäss	96,8	45,0	7,33	80/60	14,0
					O_2	3,50	15	233			100,0	45,0	7,33		
		12^{58}	3	e(+) =	Luft	3,80	15	253	2,96	regelmass	97,8	49,0	7,30	80/60	20
					O_2	3,10	13	238			100,8	51,0	7,29		
	Ponsblutung	15^{51}	(8→2)	w(ø) =	Luft	3,9	4–10	ca.1000	3,18	atakt.-period	97,0	53,0	7,23	80/60	20
					O_2	3,8		475		fast regelm	100,0	51,0	7,26		
44	Vorversuch	13^{46}	–	e(+) =	Luft	5,50	29	190	4,48	regelmass	96,4	38,5	7,40	120/90	5
					O_2	4,30	24	179			99,5	43,4	7,35		
	vor Mittelhirneinklemmung	14^{57}	3	e(+) =	Luft	3,63	12	303	0,95	l unreg	100,0	48,9	7,25	140/100	28
					O_2	1,70	5,5	309			100,0	52,0	7,23		
	nach Denervierg.	17^{23}			Luft	3,20	5,5	682	2,85	Vagotomieatmung	97,0	53,0	7,22	120/100	
					O_2	3,61	5,5	656			100,0	46,0	7,27		

INFRATENTORIELLE HIRNKOMPRESSION

Nr.	Versuchsphase	Zeit	Ballonfüllung ml	Pupill.	Atemgas	Atemminvol. l(BTPS)	Freq. /min.	Atemzugvol. ml(BTPS)	1.Min. O_2-Atmg. l(BTPS)	Atemform	O_2 Sätt % (arteriell)	pCO_2 mmHg (arteriell)	pH (arteriell)	arter. Druck mmHg	intracran. Druck mmHg
40	Vorversuch	11^{17}	–	e(+) =	Luft	3,78	13	290	2,71	regelmäss	90,5	36,0	7,38	100/55	9
					O_2	3,07	12	256			98,3	41,0	7,34		
	Hirnkompress.	11^{47}	1	e(+) =	Luft	2,02	7	288	2,01 !	period. at.	96,0	44,5	7,30	100/40	17
					O_2	1,95	5	390	⊕Depress	fast regelm	99,8	52,0	7,25		
	nach O_2-Mangel	12^{20}	idem	e(+) =	Luft	2,98	7,2	414	1,65	period.	80,0	34,0	7,52	100/40	10
					O_2	2,25	5	450		fast regelm	83,8	41,5	7,46		
45	Vorversuch	11^{42}	–	e(+) =	Luft	4,23	20	211	3,22	regelmäss	97,9	41,5	7,40	145/105	3
					O_2	4,10	18,5	222			99,2	47,0	7,37		
	Hirnkompress. l.Streckanfälle	13^{29}	0,5	w(ø)=	Luft	3,85	11,5	335	2,2	reg., lg Atempaus.n.Seufz	99,1	42,0	7,34	145/100	1
					O_2	3,14	8,5	370			100,0	45,0	7,31		
	generalis.Streckstarre+Opisth.	14^{10}	1,5		Luft	8,9	8,5	1050	2 98	period.	98,9	32,5	7,36	148/100	7
					O_2	5,35	5	1070		fast regelm	100,0	45,5	7,25		

Pupillenbefund:
e eng = seitengleich
w weit +ø Lichtreakt.

LUFT – und SAUERSTOFFATMUNG
(5 Tierversuche)

Nr.	Versuchsphase	Zeit	Ballonfüllung ml	Pupill.	Atemgas	Atemminvol. l(BTPS)	Freq. /min.	Atemzugvol. ml(BTPS)	Atemform	O_2 Sätt % (arteriell)	pCO_2 mmHg (arteriell)	pH (arteriell)	arter. Druck mmHg	intracran. Druck mmHg
34	Vorversuch	14^{00}	–	e(+) =	Luft	6,59	36	183	regelmäss	91,9	36,0	7,39	155/120	8
					Hypoxiegemisch	13,44	40	336		86,0	32,0	7,43		
	Mittelhirneinklemmung	18^{20}	9	Anisocorie	Luft	4,05	9	450	atakt.	99,2	44,0	7,32	160/120	15
					Hypoxiegemisch	5,99	10	599	periodisch	90,1	29,5	7,43	170/190	øMessung
40	Vorversuch	10^{57}	–	e(+) =	Luft	4,05	13	311	regelmäss	90,5	36,0	7,38	90/45	4
					Hypoxiegemisch	7,33	25	293		87,0	33,0	7,40	95/55	4
	Hirnkompress. infratent.	12^{07}	1	e(+) =	Luft	4,08	9	453	atakt.	91,2	43,0	7,45	100/55	11
					Hypoxiegemisch	5,78	14	412	period-reg	80,0	34,0	7,52	125/75	35
44	nach Denerv. (temp. Kompr.)	17^{59}	3	e(+) =	Luft	3,20	5,5	582	Vagotomieatmung	92,5	53,0	7,25	120/100	45
					Hypoxiegemisch	1,42	2,2	645	Atempaus.	40,0	56,0	7,23	0 bis 300	0 bis 60

LUFT-und SAUERSTOFFMANGELATMUNG (10% O_2 inspirat.)
(3 Tierversuche)

Abb. 49. Luftatmung, Sauerstoff- und Sauerstoffmangelversuche bei Hunden mit Ballonkompressionen des Gehirns (nur Versuchsabläufe mit kompletten Messungen berücksichtigt)

II. Ergebnisse der Tierversuche

1. Atemverhalten bei Luftatmung

Bei schrittweiser Hirnkompression verlangsamte sich die Atmung unter gleichzeitiger Abnahme des Atemminutenvolumens und Zunahme der Atemtiefe (Abb. 49, 50 und 51).

TARLOV und GIANCOTTI machten ähnliche Beobachtungen bei kontinuierlicher Hirnkompression unter Verwendung einer Infusionspumpe.

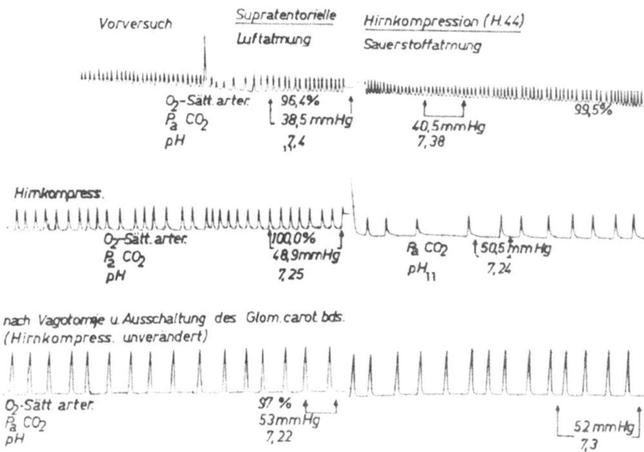

Abb. 50. Verlangsamung und Vertiefung der Atmung bei supratentorieller Ballonlage. Zunehmende respiratorische Azidose (Hypoventilation) bei einem Tier ohne Enthirnungsstarre. Initiale Atemdepression (exspiratorische Pause) bei Sauerstoffatmung. Nach operativer Ausschaltung der peripheren Chemorezeptoren keine Atempause mehr reproduzierbar

Unterschiede zwischen supra- und infratentorieller Ballonlokalisation fanden sich nicht. Kam es jedoch zum voll ausgeprägten Bild der Mittelhirneinklemmung mit *Streckstarre* (H 31, 32, 45), so entwickelte sich eine Hyperventilation mit Anstieg des Atemminutenvolumens um mehr als 50%. Die Frequenz verlangsamte sich wie bei den übrigen Tieren mit Hypoventilation. Das Atemzugvolumen nahm erheblich zu (siehe H 45 in Abb. 51 und 54).

Es war gleichgültig, ob die Dezerebration durch große Ballonfüllungen von temporal her (wie bei H 31 und 32) oder durch einen von infratentoriell her in Richtung des Tentoriumschlitzes vorgeschobenen kleinen Ballon (H 45) zustandekam.

Diffuse Hirnschädigungen mit Dezerebrationssyndrom zeigten darüber hinaus erhebliche Frequenzbeschleunigungen (Abb. 52).

7 a*

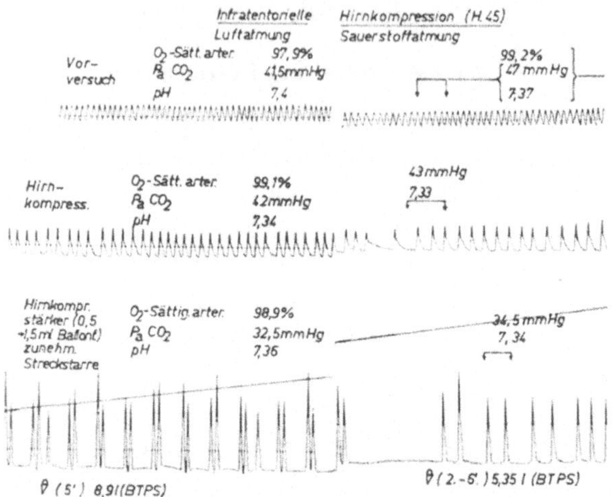

Abb. 51. Verlangsamung und Vertiefung der Atmung bei infratentorieller Ballonlage (rostral). Zunehmende respiratorische Alkalose (Hyperventilation) bei Enthirnungsstarre. Initiale Atempause bei Sauerstoffatmung länger als bei Tieren
ohne Enthirnungsstarre

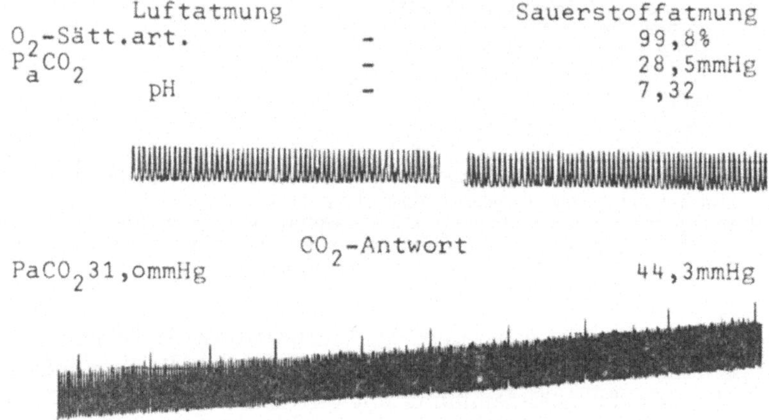

Abb. 52. Hyperventilation bei diffuser Hirnschädigung des Hundes mit Streckstarre. Hochgradige Steigerung der CO_2-Erregbarkeit der Atmung. Nach mehrfachen flüchtigen infratentoriellen Drucksteigerungen ohne Massenverschiebung
(H 38)

2. Reaktion auf Sauerstoffmangel

Wie bei gesunden Kontrollpersonen führten Hypoxieversuche
bei Tieren während der Vorversuche nie zu Unregelmäßigkeiten
oder periodischen Atemformen.

Unter zunehmender Hirnkompression konnte durch Hypoxie stets eine ataktische oder periodische Atmung provoziert werden, solange bei Luftatmung noch ein regelmäßiger Atemrhythmus bestand (Abb. 53). Erst bei weiter fortschreitender Hirnkompression traten die gleichen Atemstörungen spontan auch bei Luftatmung in Erscheinung. Dabei fand sich als Vorstadium periodischer Atmung stets eine Atemataxie, die durch **eine** Konstanthaltung der Atemfußpunkte gekennzeichnet war, wie sie streckenweise auch bei Patienten mit Atemataxie beobachtet wurde.

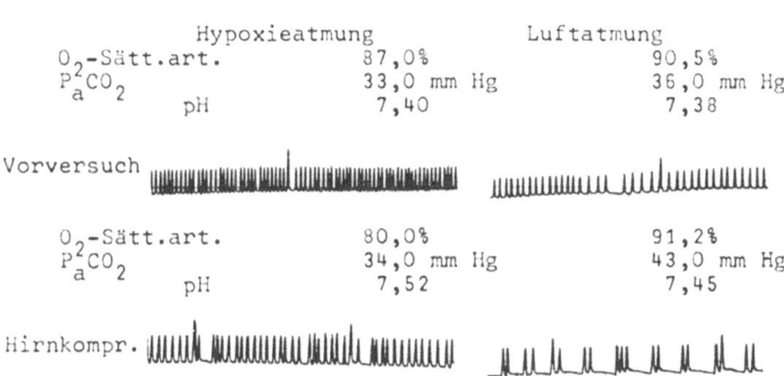

Abb. 53. Hypoxietest im Tierversuch. Atempausen mit Übergang in ungleichförmig periodische Atmung, am stärksten ausgeprägt während der ersten Minuten nach Beendigung der Sauerstoffmangelatmung (H 40)

In Versuchen mit supratentorieller und infratentorieller Kompression und bei dezerebrierten Tieren vor Beginn der Streckstarre ließ sich gleichartiges Verhalten beobachten. Nur bei diffusen Hirnprozessen mit Dezerebration und hochgradiger Hyperventilation konnten periodische oder ataktische Atemformen durch Sauerstoffmangel nicht reproduziert werden.

3. Reaktion auf 100% Sauerstoff

Im Stadium der Hirnkompression kam es nach Beginn der Sauerstoffatmung zu einer vorübergehenden exspiratorischen Atempause (s. Abb. 50 und 51), am ausgeprägtesten bei Tieren mit Dauerstreckstarre, wie sich aus der Tiefe des Ventilationsabfalles in Abb. 54 (H 31 und 32) ablesen läßt. Auch hier spielte es keine Rolle, ob die Mittelhirneinklemmung von supratentoriell (H 31 und 32) oder von infratentoriell her (H 45) verursacht wurde. Lag der Ballon weiter kaudal über dem pontomedullären Übergangsgebiet, wie bei H 40

(Abb. 48 und 55 *b*), so fehlte die initiale Ventilationssenkung. Bei diffuser Hirnläsion mit Dezerebration (H 36 in Abb. 55 *a*) war sie besonders ausgeprägt, bei einer Ponsblutung blieb sie aus (s. Abb. 54, H 42). Narkoseeffekte sind zum Vergleich in Abb. 55 (H 38 und 41) eingetragen.

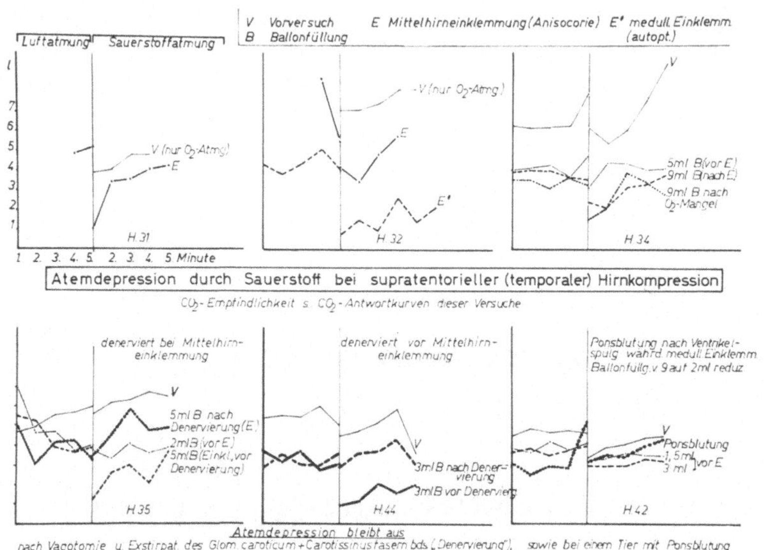

Abb. 54. Quantitatives Verhalten der Ventilation bei *Luft- und Sauerstoffatmung*. Tiefe sauerstoffausgelöste Ventilationssenkung bei temporaler Ballonlage und Dezerebration (H 31 und 32). Keine Ventilationssenkung nach operativer Ausschaltung der peripheren Chemorezeptoren (H 35 und 44) sowie nach Ponsblutung mit diffuser Begleitschädigung und Dezerebration (H 42)

Ventilationssenkungen waren nach operativer Ausschaltung der Chemorezeptoren nicht mehr reproduzierbar (s. Abb. 54, H 35 und 44). Vor und während Sauerstoffatmung bestand unverändert eine typische vertiefte, verlangsamte, regelmäßige Vagotomieatmung (s. auch Abb. 50).

In keinem Fall wurden zu Beginn der Sauerstoffatmung analog den Resultaten bei Luftatmung flüchtige Atemformänderungen wie beim Menschen beobachtet. Insbesondere traten keine ataktischen oder periodischen Atemformen in Erscheinung, die nicht schon bei Luftatmung bestanden hatten.

Bei längerdauernder Sauerstoffatmung löste der Gesell-Effekt auch bei Tieren einen Wiederanstieg der Ventilation aus. Wie bei Patienten kam es bei dezerebrierten Tieren (H 31, 32 in Abb. 54, H 45 in Abb. 55) nicht zum Wiederanstieg auf den hyperventilatorischen Wert der vorausgegangenen Luftatmung. Die Atemform

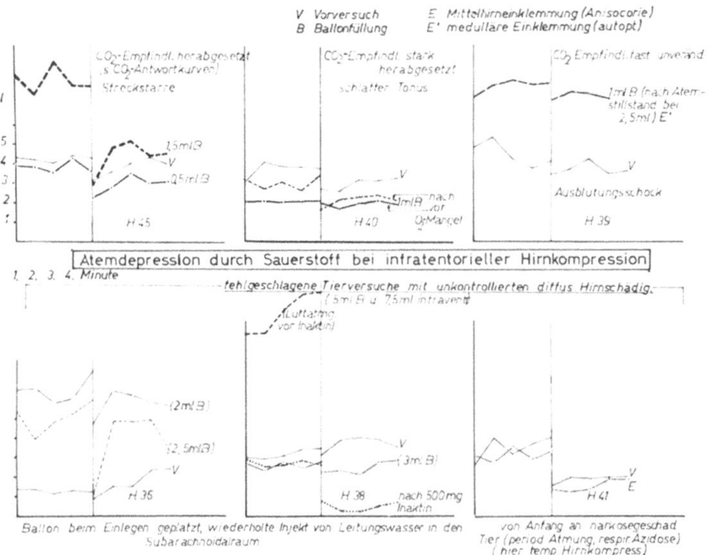

Abb. 55 *a*. Quantitatives Verhalten der Ventilation bei *Luft- und Sauerstoffatmung*. Tiefe sauerstoffausgelöste Ventilationssenkung bei infratentoriell-rostraler Ballonlage (Oberwurmgebiet) und Dezerebration (H 45) sowie diffusen Hirnläsionen mit (H 36) und ohne (Narkoseschädigung H 38 und 41) Dezerebrationssyndrom. Keine Ventilationssenkung bei infratentoriell-kaudaler Ballonlage ohne Streckanfälle (H 40, Sauerstoffatmung *vor* Hypoxietest)

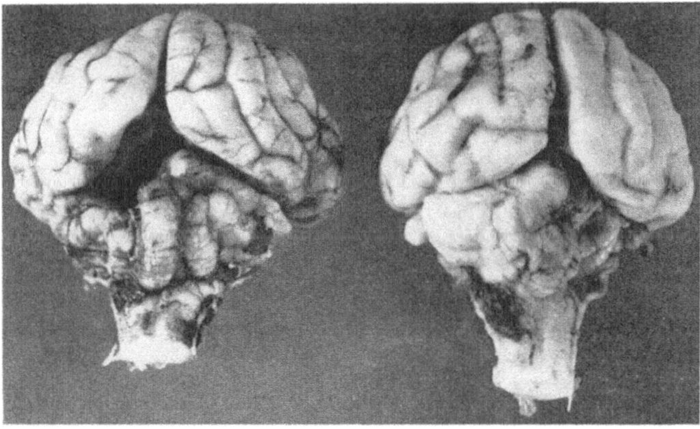

Abb. 55 *b*. Hirnpräparate nach infratentorieller Ballonkompression. Links: Nach Dauerstreckstarre bei Ballonlage im Oberwurmgebiet und über der linken Kleinhirnhemisphäre mit Kompression von Mittelhirn und oberem Ponsgebiet (H 45). Rechts: Nach Zustand ohne Streckanfälle bei Ballonlage unter der rechten Kleinhirnhemisphäre und auf der Medulla oblongata. Unterwurm nach links verlagert (H 40)

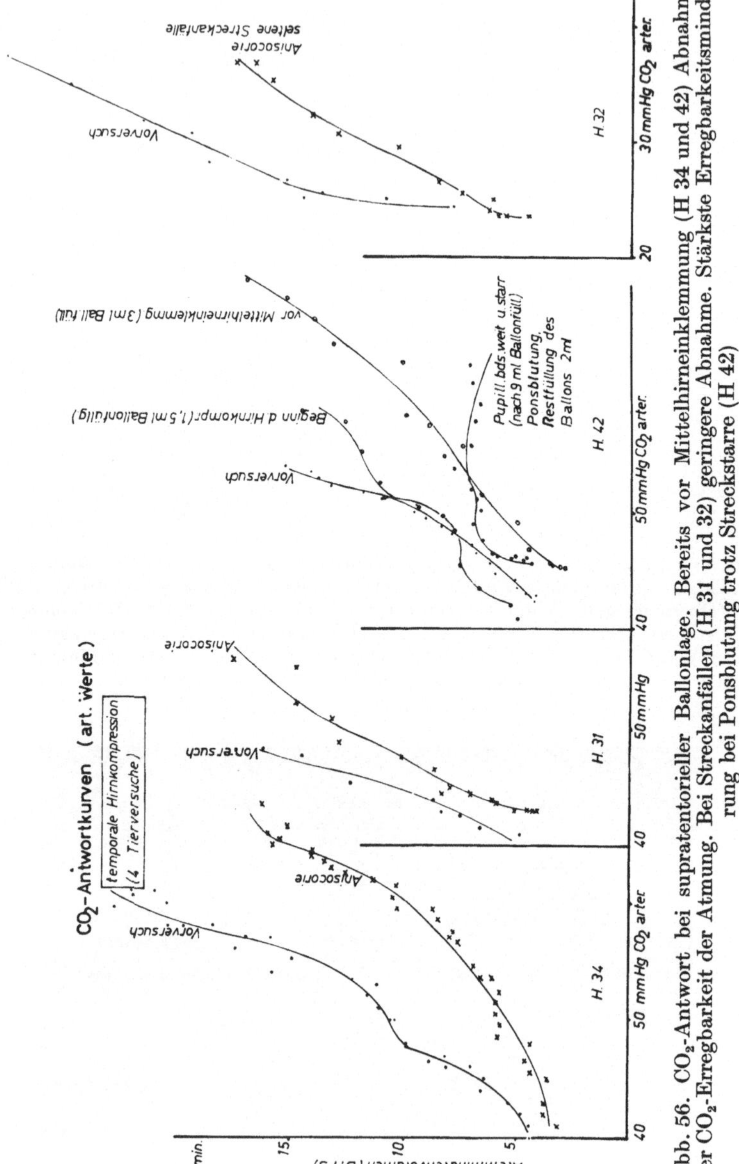

Abb. 56. CO$_2$-Antwort bei supratentorieller Ballonlage. Bereits vor Mittelhirneinklemmung (H 34 und 42) Abnahme der CO$_2$-Erregbarkeit der Atmung. Bei Streckanfällen (H 31 und 32) geringere Abnahme. Stärkste Erregbarkeitsminderung bei Ponsblutung trotz Streckstarre (H 42)

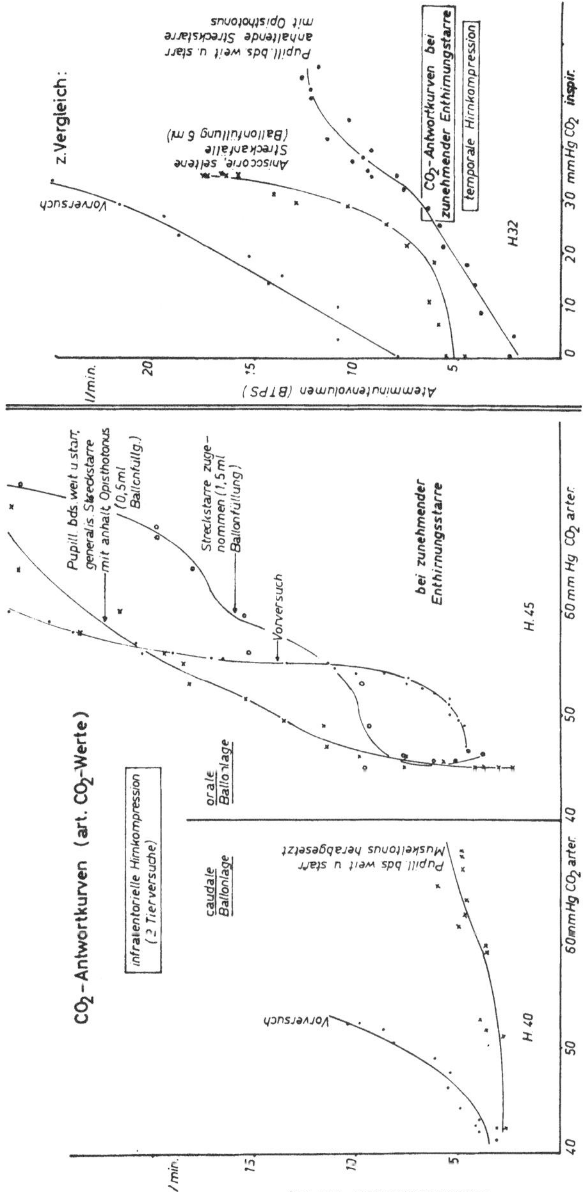

Abb. 57. CO₂-Antwort bei infratentorieller Ballonlage. Bei kaudaler Ballonlage (H 40) CO₂-Erregbarkeit der Atmung fast erloschen, bei rostraler Ballonlage geringer herabgesetzt (H 45)

zeigte während längerdauernder Sauerstoffatmung Regularisierungstendenz, wenn zuvor bei Luftatmung Atemataxie oder Atemperiodik bestanden hatte (siehe in Abb. 51).

4. Reaktion auf CO_2

Bei fortschreitender supratentorieller Hirnkompression wurde nicht, wie bei Patienten, ein Stadium gesteigerter CO_2-Erregbarkeit beobachtet, sondern eine zunehmende Rechtsverschiebung und Steilheitsminderung der CO_2-Antwortkurven registriert (Abb. 56). Bei kaudaler infratentorieller Ballonlage (H 40 in Abb. 57) kam es unter geringer Ballonfüllung fast zum Erlöschen der CO_2-Erregbar-

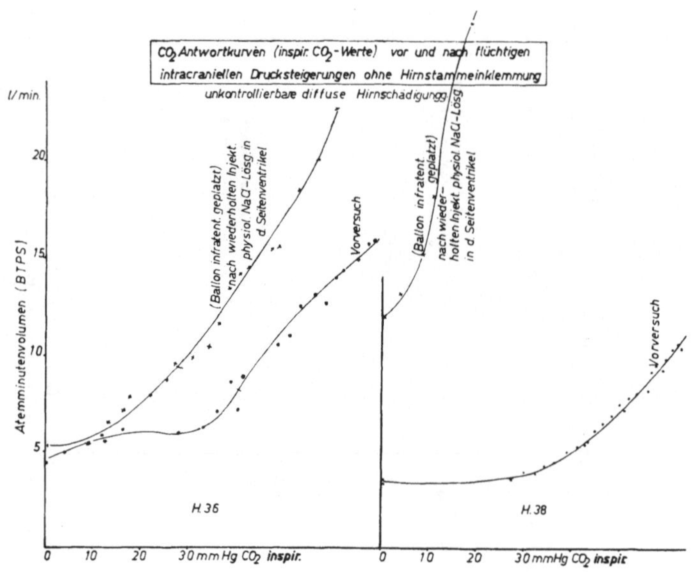

Abb. 58. CO_2-Antwort bei diffusen Hirnschädigungen. CO_2-Erregbarkeit der Atmung hochgradig gesteigert

keit des Atmungszentrums. Und wie bei Patienten führte ein infratentorieller Prozeß in Mittelhirnnähe, der Streckstarre hervorrief, zu einer Linksverschiebung der CO_2-Antwortkurven gegenüber dem Vorversuch (H 45 in Abb. 57), jedoch nicht zu einer Steilheitszunahme. Die Steilheit der CO_2-Antwortkurve nahm auch sonst bei Dezerebrierten nur langsam ab (H 32 in Abb. 56 und 57).

Bei diffusen Hirnläsionen mit Hyperventilation in Ruhe fanden sich eine hochgradige Linksverschiebung und Steilheitszunahme der CO_2-Antwortkurven (Abb. 58).

Änderungen der Atemform wie beim Menschen zeigte das Tier mit hochgradiger Erregbarkeitsminderung für CO_2 bei infratentorieller Ballonlage (H 40). Gruppen beschleunigter und verlangsamter Atemzüge deuteten auch hier auf Schwankungen der zentralen CO_2-Erregbarkeit hin (Abb. 59).

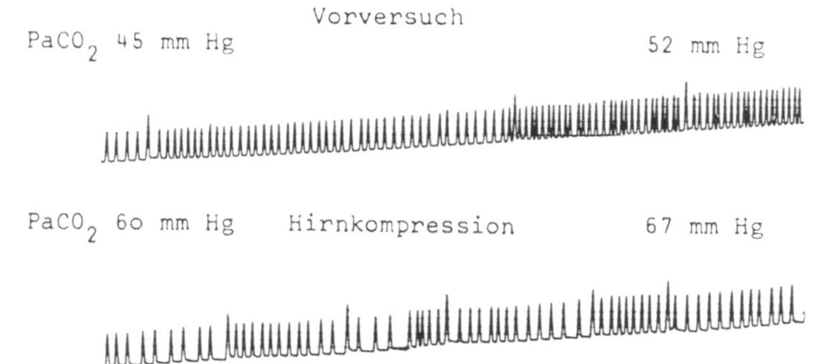

Abb. 59. Schwankungen der CO_2-Erregbarkeit der Atmung bei infratentorieller Ballonlage. CO_2-Retention gleichmäßig ansteigend (H 40)

E. Diskussion der tierexperimentellen Befunde

I. Vergleichbarkeit tierexperimenteller Massenverschiebungen mit Befunden am Menschen

Volumenvergleiche intrakranieller raumfordernder Prozesse sind wegen sekundärer Folgen (allgemeine intrakranielle Zirkulationsstörungen mit venöser Stauung, Folgen von Hypo- und Hyperkapnie, Hirnödem) nur mit Vorbehalt möglich und werden deswegen nicht berücksichtigt. Bedeutsam sind die Unterschiede, die sich bei Mensch und Tier aus der Tumorlokalisation und der von ihr abhängigen Massenverschiebung ergeben.

Da die Achse des Hirnstamms beim Menschen fast senkrecht geknickt, bei Tieren nahezu gerade verläuft und die Fläche des Tentoriumschlitzes bei Tieren steiler als beim Menschen gestellt ist, führen supratentorielle raumfordernde Prozesse jeder Hirnlokalisation bei Tieren früher als beim Menschen zu Axialverschiebungen des Hirnstamms und damit zu bulbärer oder kombinierter Schädigung. So erklärt sich, daß bei Tieren frontale Tumoren mit geringer, temporale erst mit stärkerer Drucksteigerung auf die Medulla oblongata einwirken (THOMPSON und MALINA). Beim Menschen ist demgegenüber der parietale Sitz entsprechend dem kranio-kaudalen Hirnstammverlauf bevorzugt mit medullären Einklemmungen verbunden (PIA). Temporal lokalisierte Prozesse verhalten sich bei Mensch und Tier ähnlich und komprimieren frühzeitig das Mesenzephalon.

II. Vergleich tierexperimenteller Befunde mit Untersuchungsergebnissen beim Menschen

1. Luftatmung

Supratentorielle Prozesse zeigten im Tierversuch mit ansteigender Kompression eine zunehmende *Hypoventilation*, wie sie infratentoriell bereits bei geringer Ballonkompression beobachtet wurde. Diese Ähnlichkeit der Atemstörungen bei supra- und infratentorieller Kompression ist Ausdruck der fehlenden Achsenknickung und damit frühzeitiger axialer Hirnstammverschiebung, wie die morphologischen Befunde bulbärer Einklemmung belegen.

Übereinstimmend mit Beobachtungen am Menschen, fanden sich bei Tieren *Hyperventilationen* mit Mittelhirneinklemmungen, die Streckautomatismen verursacht hatten. Ob die Einklemmung durch einen supratentoriellen oder hoch infratentoriell wirksamen Verschiebungsmechanismus zustande kam, war — wie beim Menschen — belanglos, nur blieb beim Tier die Frequenz verlangsamt. Weiterhin konnte bei niedrigem intrakraniellem Druck ein Einfluß der Drucksteigerung auf die Atemstörung ausgeschlossen werden. Auszunehmen sind Tiere mit diffusen Hirnläsionen und teilweise erheblicher intrakranieller Drucksteigerung. Sie zeigten das typische mesenzephale oder diffuse Syndrom mit hochgradiger Tachypnoe.

Neben der quantitativen Ventilationssenkung wies auch die Atemform auf bulbäre Frühläsionen hin. Es handelte sich wie beim Menschen mit bulbärer Schädigung um die Atemform des „*Couplet periodic breathing*“, das heißt eine *periodisch-ataktische Mischform*. Die Konstanz der Fußpunkte der Atmung dürfte nicht wesentlich sein, da dieses Verhalten gelegentlich auch bei Patienten gefunden wurde. Narkoseeinflüsse könnten eine Bedeutung haben, zumal diese Atemform bei Hunden unter Narkoseeinwirkung gesehen wurde (SCHOPP, FROWEIN). Bei stärkerer Kompression verschwanden ataktische Atemeinstreuungen, so daß eine aus wenigen (2 bis 3) Atemzügen bestehende Periodik resultierte. Durch Ballonentleerung gelang es einmal, eine solche Periodik in eine Cheyne-Stokes-Periodik unter Anstieg des Atemminutenvolumens umzuwandeln. Unseres Erachtens besteht danach kein Zweifel, daß die aus wenigen Atemzügen bestehende ungleichförmige hypoventilatorische Periodik neben der Schnappatmung den schwersten Grad einer zentralen bulbären Atemformstörung darstellt.

2. Sauerstoffmangel

Wenn auch Narkosewirkungen die Modulierfähigkeit der Atmung begrenzten, so war doch wie bei Luftatmung stets die Reihenfolge erkennbar, in der Atemformstörungen sich entwickelten. Wie beim Menschen trat die Atemataxie der Tiere als Vorstufe ungleichförmiger Atemperiodik auf. Entsprechend der bei Tieren früh zu erwartenden morphologischen Bulbärbeteiligung ließen sich in Hypoxie bald ataktische, dann ungleichförmig periodische Atemformen auslösen. In keinem Fall kam es bereits während des Vorversuchs zur Atemataxie oder Periodik, so daß ein entscheidender Einfluß der Narkose ausgeschlossen werden kann. Dieser Faktor muß berücksichtigt werden, nachdem SCHOPP zeigte, daß tiefe Barbituratnarkosen zu ähnlichen Atemformstörungen führen können.

Im Gegensatz zum Menschen zeigten Tiere bei fortschreitender Hirnkompression, später auch spontan, ataktisch-periodische Atmung, die in Frühstadien durch Hypoxie flüchtig ausgelöst wurde. Beim Menschen ist ein regelmäßiges Auftreten dieser Atemformstörung gar nicht zu erwarten, da bereits vor diesem Kompressionsstadium die Diagnose gestellt wird und die operative Therapie erfolgt. In entsprechend bedrohlichen Fällen fortgeschrittener akuter Hirnkompression — etwa beim akuten Epiduralhämatom — sind Atempausen und Frequenzunregelmäßigkeiten die Regel und belegen die Übereinstimmung mit dem Tierexperiment.

3. Sauerstoffatmung

Hinweise auf eine gesteigerte Sauerstoffmangelsteuerung fanden sich bei Tieren immer. Sie wirkte sich in zunehmend längeren exspiratorischen Atempausen zu Beginn der Sauerstoffatmung aus. In Übereinstimmung mit Patientenbefunden zeigten Tiere mit Mittelhirneinklemmung, die zur Dezerebration geführt hatte, die längsten Atempausen. Eine Atemdepression fehlte jedoch bei kaudaler Ballonkompression des Hirnstamms. Die im Gegensatz zum Menschen stereotype Ausprägung der Atemdepression in Form einer Atempause ist durch Narkosewirkungen zu erklären. Die initiale Atemdepression während Sauerstoffatmung war an Läsionen oberhalb der Medulla oblongata gebunden. Auf Grund der Denervierungsversuche kommt sie, ebenso wie die initiale Ventilationssenkung Gesunder, durch Ausschaltung der peripheren Chemorezeptorentätigkeit zustande. Sauerstoffinhalation löste nach Zerstörung der Chemorezeptoren keine Atemdepression mehr aus. Daraus ergibt sich, daß die bei Mittelhirneinklemmung gesteigerte O_2-Mangelsteuerung der Atmung eine intakte periphere Chemorezeptorentätigkeit voraussetzt.

Wenige Minuten nach Einsetzen der Sauerstoffatmung führte der Gesell-Effekt auch bei Tieren zum Wiederanstieg der Ventilation. Übereinstimmung mit Kranken zeigten auch dezerebrierte Tiere. Es kam hier unter Sauerstoffatmung nicht zum Wiederanstieg der Ventilation auf das Ausgangsniveau bei Luftatmung. Ein dezerebriertes Tier nach Kreislaufstillstand ohne Hirnkompression verhielt sich nicht anders.

Mit Anstieg des Atemantriebs infolge des Gesell-Effekts wurden ataktische oder periodische Atemzüge regelmäßiger, ebenfalls übereinstimmend mit Beobachtungen an Patienten.

4. CO$_2$-Reaktion

Wie das quantitative Ventilationsverhalten und die Atemformänderungen in Ruhe und bei Sauerstoffmangel boten auch CO$_2$-Rückatmungsversuche Hinweise auf eine frühzeitige bulbäre Kompression im Tierversuch. Die CO$_2$-Erregbarkeit nahm bei fortschreitender Hirnkompression ab. Selbst bei dezerebrierten Tieren fand sich keine hochgradige Steigerung der CO$_2$-Erregbarkeit. Bei Ballonlage über der Medulla oblongata kam es bereits nach geringer Kompression fast zum Erlöschen der CO$_2$-Erregbarkeit des Atmungszentrums, verbunden mit ähnlichen Schwankungen der Atemfrequenz wie bei bulbären Läsionen des Menschen. Hochgradige Steigerungen der CO$_2$-Erregbarkeit fanden sich nur bei diffusen experimentellen Hirnläsionen mit und ohne Drucksteigerung. Das gleiche Verhalten zeigten die diffusen Hirnläsionen beim Menschen, besonders eindrucksvoll der Schlüsselfall mit Herzstillstand, während selbst bei schwersten Kompressionen des Mesenzephalons die CO$_2$-Ansprechbarkeit normal oder nur gering gesteigert war.

F. Zusammenfassung der Ergebnisse

Supratentorielle raumfordernde Prozesse mit Mittelhirneinklemmung und diffuse zerebrale Läsionen kranial von der Mittelhirnebene führten bei Luftatmung zur Hyperventilation. Eine Frequenzsteigerung ließ sich bei Patienten und Tieren ohne allgemeine intrakranielle Drucksteigerung nicht sichern. Weniger modulierte Atemformen herrschten vor, wobei Patienten einen Übergang von normal unregelmäßiger Atmung in regelmäßig wogende und schließlich in gleichförmig periodische (meist vom Cheyne-Stokes-Typ) zeigten. Diese Atemformen ließen sich durch Hypoxie provozieren, sofern sie nicht bereits bei Ruheatmung bestanden.

Die Sauerstoffmangelsteuerung der Atmung war bei Läsionen oberhalb der Medulla oblongata, besonders bei Mittelhirneinklemmung, gesteigert, erkennbar an tiefen Ventilationssenkungen zu Beginn der Sauerstoffatmung. Tierexperimentell wurde gezeigt, daß die Tätigkeit der peripheren Chemorezeptoren dabei erhalten sein mußte. Die durch Sauerstoffinhalation bedingte Ausschaltung dieser Chemorezeptoren löste beim Kranken gelegentlich kurzdauernde Atemformstörungen aus, wie sie auch spontan oder in Hypoxie beobachtet wurden. Bei manifester Mittelhirneinklemmung mit Dezerebration führte die Sauerstoffinhalation zu einem anhaltenden Ventilationsabfall gegenüber der gesteigerten Ventilation bei Luftatmung. Das Ventilationsniveau blieb stets oberhalb normaler Ventilationswerte.

Die CO_2-Erregbarkeit des Atmungszentrums war erhöht.

Infratentorielle Prozesse mit latenter bulbärer Hirnstammeinklemmung und örtlich umschriebene Läsionen des Pontomedullärgebiets sowie Aquäduktstenosen mit Verschlußhydrozephalus und bulbärer Einklemmung zeigten flüchtige, minutenlang anhaltende oder konstante Hypoventilationen. Wie bei supratentoriellen Prozessen konnte bei langsam wachsenden Prozessen die Ruheatmung präoperativ lange Zeit unauffällig bleiben. Bei akuter Dekompensation, besonders postoperativ, und bei akuter Hirnkompression im Tierversuch waren die Veränderungen am ausgeprägtesten. Die Frequenz zeigte dann eine Verlangsamung, wenn die Atemform sich aus normal unregelmäßiger in ataktische oder ungleichförmig periodische gewandelt hatte. Bei Tieren trat die Frequenzverlangsamung in Narkose noch früher in Erscheinung.

Unter Hypoxieeinfluß zeigten fast alle Prozesse mit bulbärer Beteiligung ataktische oder ungleichförmig periodische Atemformen.

Eine Steigerung der Sauerstoffmangelsteuerung mit entsprechend tiefem Abfall der Ventilation zu Beginn der Sauerstoffatmung war bei diesen Fällen möglich, blieb aber bei umschriebenen Läsionen der Medulla oblongata bei Mensch und Tier aus. Da die CO_2-Erregbarkeit des Atmungszentrums besonders im Stadium der postoperativen Dekompensation herabgesetzt war, konnte der Sauerstoffmangelantrieb bei infratentoriellen Prozessen kompensatorisch bei heraufgesetzter CO_2-Schwelle wirksam sein. In solchen Fällen löste Sauerstoffatmung langanhaltende Atemdepressionen aus, wobei die Atemzüge in stark ataktischer oder periodischer Form aufeinanderfolgen konnten. Offensichtlich war der Gesell-Effekt nicht in der Lage, einen zusätzlichen Atemantrieb durch Gewebestauung der CO_2 zu verursachen. Im Gegensatz zur Ventilationssenkung bei Dezerebrierten lag das Ventilationsniveau dieser Fälle unter der Normbreite. Die bei infratentoriellen Prozessen besonders postoperativ reduzierte CO_2-Erregbarkeit des Atmungszentrums ließ während der postoperativen Ödemphase ein gesetzmäßiges Verhalten der CO_2-Reaktion erkennen. Mit Einsetzen des postoperativen Hirnödems, 1 bis 2 Tage nach der Operation, erreichten die Kranken früh die Schwelle zur CO_2-Narkose, erkennbar am vorzeitigen Umbiegen der CO_2-Antwortkurve in die Horizontale. Danach erhöhte sich der Schwellenwert, oberhalb dessen arterielle CO_2-Retentionen zur Ventilationssteigerung führten; erkennbar an der Rechtsverschiebung der CO_2-Antwortkurven. Erst später kam es zu ausgeprägten Steilheitsminderungen der CO_2-Antwortkurven.

Nach Abklingen des postoperativen Hirnödems normalisierten sich die CO_2-Antwortkurven rasch wieder, sofern diese Phase komplikationslos überstanden wurde. Bei Tieren fand sich entsprechend der frühen bulbären Beteiligung während fortschreitender gerichteter Hirnkompressionen aller Lokalisationen zunehmende Erregbarkeitsminderung des Atmungszentrums für CO_2, am ausgeprägtesten bei geringer Kompression der Medulla oblongata selbst.

Diffuse Hirnläsionen. Die Gruppe mit allgemeinen Hirnschäden enthielt traumatische, vaskuläre und entzündliche Läsionen, gewöhnlich kombiniert mit intrakranieller Drucksteigerung und Mittelhirneinklemmung bei oft ausgedehnten Massenverschiebungen. Standen Mittelhirneinklemmungen im Vordergrund, so entsprach das Ventilationsverhalten dem supratentorieller Tumoren. Regelmäßig kamen erhebliche Frequenzsteigerungen hinzu und wesentlich ausgeprägtere CO_2-Erregbarkeitssteigerungen des Atmungszentrums. Infratentoriell betonte Läsionen (Zirkulationsstörungen im Basilarisgebiet, traumatisches Hämatom der hinteren Schädelgrube) zeigten ähnliche Verhaltensweisen wie infratentorielle Tumoren im Stadium der Dekompensation. Von Bedeutung erscheinen die Befunde einer Kranken mit Hirnschädigung nach Herzstillstand, bei der neurologisch eine Intaktheit der Hirnstammfunktionen zumindest bis in Höhe des Mittelhirns anzunehmen war. Die Atmung unterschied sich ebensowenig von der sonstiger schwerer supratentorieller Läsionen wie die Atemregulation nach Hemisphärektomie oder bei Tieren mit diffuser Hirnschädigung, die ähnlich hochgradige Frequenzsteigerungen und Erhöhung der CO_2-Erregbarkeit erkennen ließen.

Kombinationsformen. Während bei diffusen Hirnläsionen Kombinationen verschiedener Schädigungsarten und Lokalisationen schwer zu beurteilen waren, zeigten Tumorfälle mit Kombination von mesenzephaler und bulbärer Einklemmung bessere Unterscheidungsmerkmale.

Tumoren im Oberwurmgebiet bzw. Tentoriumschlitz führten zu Mittelhirnkompression und gleichzeitig infolge des begleitenden Verschlußhydrozephalus mit axialer Hirnstammkompression zu bioptisch gesicherten bulbären Einklemmungen. Bei diesen Fällen war die Atmung in Ruhe oder unter Sauerstoffmangel ataktisch oder ungleichförmig periodisch, verhielt sich also wie bei bulbären Einklemmungen. Ventilationssenkungen unter Sauerstoffatmung waren in ausgeprägter Form möglich, konnten aber auch fehlen. Die CO_2-Erregbarkeit war gesteigert, sofern es sich nicht um Zustände kurz nach infratentorieller Freilegung handelte. Die Atemformstörungen entsprachen somit eher dem bulbären, die Änderungen der CO_2-Erregbarkeit dem mesenzephalen Schädigungstyp, während die Atemveränderungen bei Sauerstoffatmung sich wie bei mesenzephalen oder bulbären Läsionen verhalten konnten. Die gleiche Dissoziation ließ sich bei Tieren mit Mittelhirneinklemmung beobachten. Bei diesen war die mesenzephale Einklemmung oder Ballontamponade infolge der frühzeitigen Axialverschiebung des Hirnstamms stets mit bulbärer Beteiligung kombiniert. Bei Patienten mit parietalen, früh zur bulbären Einklemmung führenden Tumoren war die gleiche Tendenz zur Hypoventilation und Atemataxie in möglicher Kombination mit Steigerung der CO_2-Erregbarkeit nicht zu übersehen.

Folgende Schlüsse sind zu ziehen:

1. Läsionen rostral oder in Höhe des Mittelhirns führen zu einem Enthemmungssyndrom der Atemregulation, das durch Hyperventi-

lation, regelmäßige bis gleichförmig periodische Atemformen sowie eine Steigerung der Sauerstoffmangel- und CO_2-Ansprechbarkeit der Atmung gekennzeichnet ist.

Offenbar entfallen hemmende Einflüsse, die normalerweise aus übergeordneten Hirnregionen auf das Atmungszentrum im Bereich von Pons und Medulla oblongata wirksam sind. Da auch ausgedehnte Läsionen im Mittelhirngebiet nicht immer zu besonders schweren Enthemmungssyndromen der Atmung führten, muß angenommen werden, daß der Sitz der hemmenden Einflüsse nicht das Mittelhirn selbst ist, wie eine Beobachtung nach Kreislaufstillstand mit erhaltener Mittelhirnfunktion und die große Zahl diffuser traumatischer Hirnschädigungen mit entsprechenden Enthemmungsphänomenen belegen.

2. Kaudal vom Mittelhirn lokalisierte Läsionen führen zu einem Lähmungssyndrom der zentralen Atemregulation, was durch Tendenz zu Hypoventilation, ataktischer und ungleichförmig periodischer Atmung sowie Herabsetzung der CO_2-Erregbarkeit der Atmung gekennzeichnet ist. Die Sauerstoffmangelsteuerung kann gesteigert sein, solange die Medulla oblongata selbst nicht schwer geschädigt ist.

8*

G. Klinisch-praktische Aspekte der Befunde

I. Diagnostische Gesichtspunkte

Spirometrische Untersuchungen erlauben die exakte Erfassung auch geringer quantitativer Ventilationsstörungen. Gleichzeitig weisen sie bei Messungen des Sauerstoffverbrauchs auf Schwankungen des Stoffumsatzes hin. Blutuntersuchungen mit Hilfe des heute besonders gebräuchlichen Astrup-Verfahrens ermöglichen pH-Bestimmungen die nomographische Bestimmung der Säure-Basen-Werte und Erfassung der Blutgasdrucke.

WYKE gab kürzlich einen Überblick über die bei zentralen Prozessen auftretenden metabolischen Störungen. Zentrale Hyperventilationen führen zu respiratorischen Alkalosen, die oft nicht durch kompensatorische metabolische Azidosen ausgeglichen werden. Vielmehr sind zum Teil erhebliche metabolische Alkalosen mit den respiratorischen gekoppelt. MITCHELL und SINGER (1965) machten entsprechende Beobachtungen.

In der präoperativen Phase sind Ruheventilation und Säure-Basen-Verhältnisse meist ungestört. Dagegen erlauben Hypoxieversuche die Erkennung einer latenten Bereitschaft zu zentralen Atemstörungen.

So können bei supratentoriellen Tumoren gleichförmig periodische Atemperioden und verstärkte Atemwogen auf eine latente Mittelhirneinklemmung hinweisen. Meist bestehen zu diesem Zeitpunkt bereits klinische Anhaltspunkte.

Die Hauptbedeutung der Hypoxieversuche liegt in der Möglichkeit, latente bulbäre Einklemmungen in einem Frühstadium zu erfassen. Wegen der Gefahr akuter Atemlähmung aus vollem Wohlbefinden ist die sofortige diagnostische Klärung dringlich. Die Provokation ataktischer oder ungleichförmig periodischer Atmung durch Hypoxie kann innerhalb weniger Minuten Aufschluß geben, ob eine Einklemmungsgefahr besteht.

Gegenüber dem Hyperventilationstest (PLUM und BROWN, UGRUYMOV) haben Hypoxieversuche den Vorteil größerer Treffsicherheit und genauerer Dosierbarkeit und lassen sich ohne Mitarbeit des Kranken durchführen.

Bei Sauerstoffatmung auftretende initiale Ventilationssenkungen weisen auf ponto-mesenzephale Läsionen hin, vor allem auf Mittelhirneinklemmungen. In Verbindung mit anhaltenden Atempausen deutet die gesteigerte Sauerstoffmangelsteuerung bei herabgesetzter CO_2-Erregbarkeit auf eine bulbäre Läsion hin und läßt kombinierte Hirnstammschädigungen (mesenzephal und bulbär) erfassen, bevor klinische Zeichen einer bulbären Einklemmung vorliegen.

Der spirographische Nachweis latenter Enthemmungserscheinungen erlaubt den rechtzeitigen und gezielten Einsatz diagnostischer und entlastender Verfahren, etwa die Durchführung einer Ventrikeldrainage zur stufenweisen Drucksenkung. Belastende Untersuchungen und operative Maßnahmen lassen sich auf diese Weise mit größerer Sicherheit und Schonung vornehmen.

II. Beurteilung und Therapie akuter zentraler Dekompensationen

Spirometrische Untersuchungen tragen nicht nur zur Lokaldiagnose wacher Patienten bei, sondern geben auch Aufschlüsse über Ursachen und Gefahren bei manifesten Atemstörungen, wie sie bei akuten zentralen Dekompensationen auftreten, besonders nach frischen Schädelhirntraumen, zerebrovaskulären Insulten, entzündlichen Hirnerkrankungen und in der frühen postoperativen Phase. Eine einfache klinische Beobachtung der Atemstörungen und selbst die Ergebnisse von Blutgasanalysen reichen zur Beurteilung der Atemstörungen selten aus.

1. Hypoxiegefährdung

Nicht tracheotomierte Dezerebrierte sind besonders hypoxiegefährdet. Hochgradige Hyperventilationen mit gesteigerten Streckautomatismen treten auf. Ist die Kehlkopfmuskulatur einbezogen, so kann eine bedrohliche Stenosierung der Atemwege resultieren (Abb. 60). Nicht selten sind mechanische Atemstörungen mit bulbären Schädigungen kombiniert. Zurücksinken der Zunge im Koma oder tracheobronchiale Verschleimung führen zur Hypoxie, die ihrerseits Störungen der Atemform bewirkt, ähnlich den experimentell aufgezeigten (Abb. 61). Nach der Tracheotomie normalisiert sich mit Verbesserung der Sauerstoffversorgung die Atemform. In diesen Fällen kann die Hypoxie allein ohne zusätzliche mechanische Atembehinderung ausgeprägte Hypoventilationen verursachen (Abb. 62).

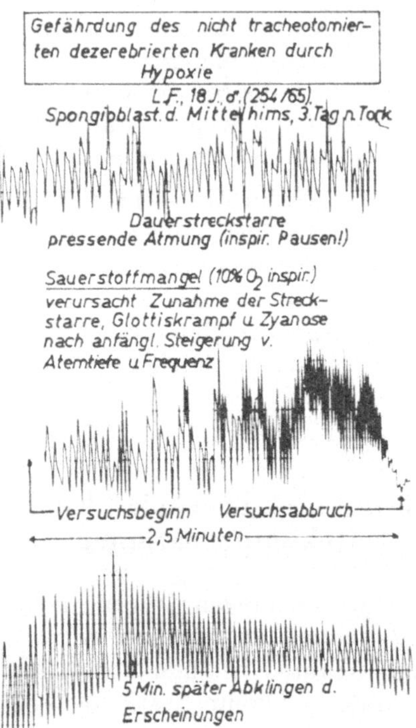

Abb. 60. Hochgradige Hyperventilation in Hypoxie bei Enthirnungsstarre nach zuvor mechanisch wenig behinderter Atmung

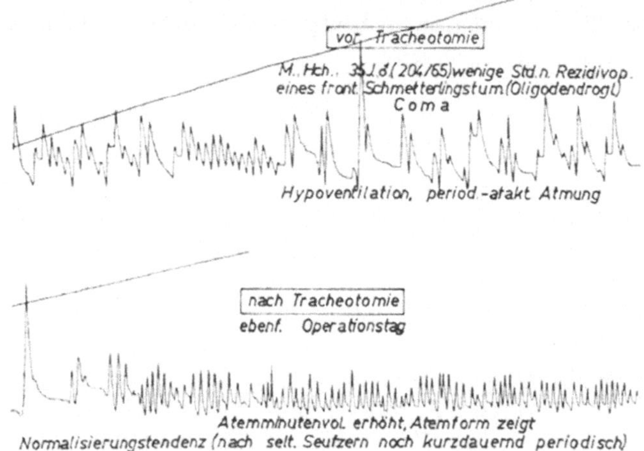

Abb. 61. Mechanische und zentrale Atemstörung. Zurücksinken der Zunge führte zur Hypoxie. Dadurch Manifestation bisher latenter periodischer Atmung. Beseitigung des mechanischen Hindernisses durch Tracheotomie führte zum Verschwinden der zentralen Atemformstörung

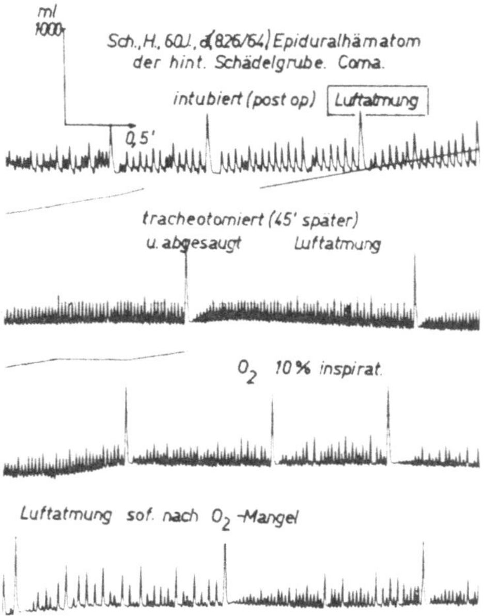

Abb. 62. Mechanische und zentrale Atemstörung. Mangelhafte Bronchialtoilette während Intubation führte zur Hypoxie. Dadurch Manifestation ataktischer Atmung. Nach Tracheotomie keine Atemataxie mehr. Durch experimentelle Hypoxie konnte ataktische Atmung reproduziert werden

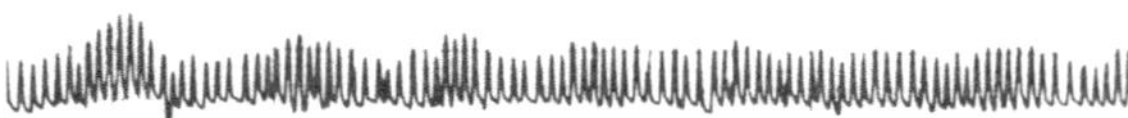

Abb. 63. Atemverhalten während der ersten Stunden nach Entfernung eines Akustikusneurinoms bei 60jährigem Patienten (überlebt). Mechanische Atembehinderung infolge Zurücksinkens der Zunge. Keine zentrale Atemstörung

Rein mechanische Atembehinderungen, wie sie durch Zurücksinken der Zunge (Abb. 63) oder durch tracheobronchiale Verschleimung (Abb. 64) entstehen, müssen besonders bei älteren Patienten sofort beseitigt werden, da die Prognose hiervon entscheidend bestimmt wird.

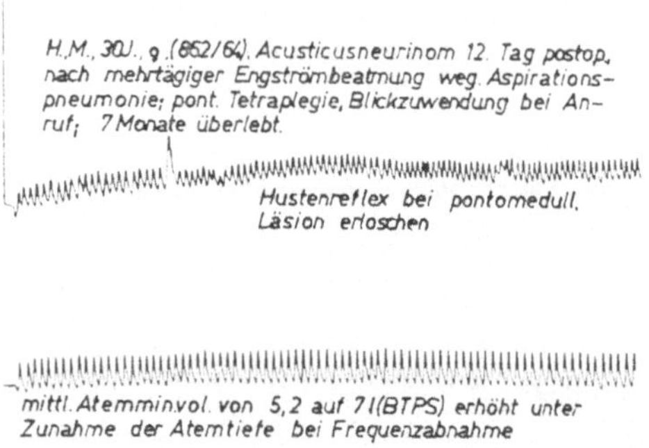

Abb. 64. Mechanische Atembehinderung infolge mangelhafter Bronchialtoilette bei tracheotomierter Patientin. Nach Absaugen des Tracheobronchialsystems Normalisierung der Atemleistung

2. Sauerstoffwirkungen

Vor kritikloser Verabreichung von Sauerstoff warnte RUF, der nach Sauerstoffgaben statusartiges Auftreten epileptiformer Anfälle sah. Im eigenen Krankengut kam es einmal zu einem kurzdauernden fokalen Anfall wenige Atemzüge nach Beginn der Sauerstoffatmung.

Die Hauptgefahr des Sauerstoffs liegt in der Möglichkeit langanhaltender Atemdepressionen bei bulbären Läsionen mit herabgesetzter CO_2-Erregbarkeit des Atmungszentrums, wenn die Sauerstoffmangelsteuerung kompensatorisch eintrat. Bei hypoventilatorischen Atemstörungen ist daher Vorsicht mit der Sauerstoffverabreichung geboten.

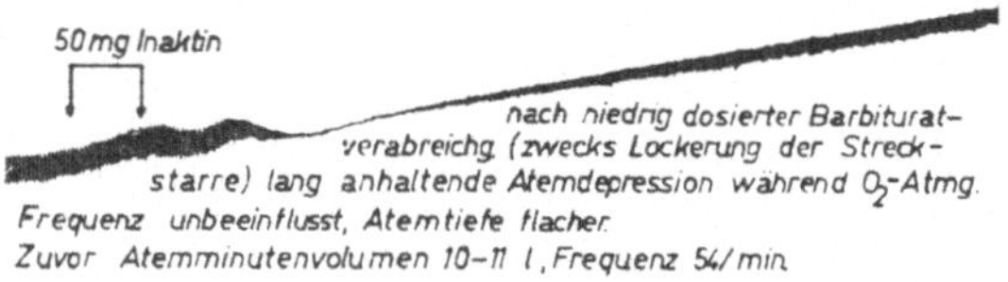

Abb. 65. Atemdepression durch Barbituratverabreichung während Sauerstoffatmung (B. R., 7 J., 298/64, Epiduralhämatom)

Dies gilt besonders für Fälle, bei denen die Grenze zur CO_2-Narkose früh erreicht wird, also bei bulbären Läsionen. Ein eindrucksvolles Beispiel wurde in Abb. 41 gezeigt, bei dem die Atmung zusätzlich mechanisch behindert war.

Hyperventilatorische Atemformen, zum Beispiel bei Dezerebrierten, wurden durch Sauerstoff ausgesprochen günstig beeinflußt.

Die Ausschaltung des gesteigerten Sauerstoffmangelantriebs führte zum Rückgang der Hyperventilation und der Streckautomatismen. Eine mäßige Hyperoxie, wie sie im Sauerstoffzelt gut dosierbar ist, erscheint hier sinnvoll. Allerdings ist dabei Zurückhaltung mit der Verabreichung von Barbiturat-Kurznarkosen geboten, da sie vorübergehend zur Minderung der CO_2-Ansprechbarkeit führen und das kompensatorische Eintreten der Sauerstoffmangelsteuerung entfällt (s. Abb. 65).

3. Störungen des CO_2-Haushaltes

Die Gefahren der Hypokapnie bei zentraler Hyperventilation stellte FROWEIN zusammen. Absinken des arteriellen CO_2-Druckes unter 30 mm Hg soll bei Gesunden noch toleriert werden. Für Patienten im Hirnödem oder bei umschriebener Mangeldurchblutung bestimmter Hirnareale kann eine Minderdurchblutung um etwa 30% der normalen Hirndurchblutung ausreichen, um eine Erweichungszone zu vergrößern mit entsprechender Zunahme der Ausfälle. Aus diesem Grunde betonte FROWEIN die Notwendigkeit zentral dämpfender Maßnahmen, die gleichzeitig zur Herabsetzung der Hyperventilation führen und den Stoffwechsel senken. Mit Recht warnte er vor Verabreichung dämpfender Mittel bei zentraler Hypoventilation.

Den hypoventilatorischen Zuständen mit Hyperkapnie wurde in der vorliegenden Arbeit besondere Aufmerksamkeit gewidmet. Überwiegend handelt es sich um infratentoriell Fiischoperierte mit vorübergehender Senkung der CO_2-Erregbarkeit des Atmungszentrums. Mechanische Atembehinderungen, die Neigung zu Pneumonie bei Schleim- oder Speichelaspiration und die Einschränkung der Leistungsfähigkeit der Lungen sind Ursache der rascher als sonst eintretenden CO_2-Narkose. Bei der bekannten Wirkung der Hyperkapnie auf den Hirnkreislauf ist eine zusätzliche intrakranielle Drucksteigerung zu erwarten. Unvollständig beseitigte Hirnstammeinklemmungen können sich erneut manifestieren.

Fortlaufende Kontrolle von Ventilation und Säure-Basen-Haushalt, besonders während der zweiten Hälfte der Woche nach dem Eingriff, sind unerläßlich, sollen die lebensbedrohlichen Komplikationen rechtzeitig erkannt und beseitigt werden. Bei Hypoventilation, besonders nach Eintreten einer Pneumonie, sollte man sich auch bei wachen Patienten eher als bisher für einige Tage zur Maschinenbeatmung entschließen. Normalisierung der Ventilation und der zerebralen Zirkulation sind die Folge und überwinden gefahrlos den kritischen Zustand der bulbären Atem- und Kreislaufareale. Ihr gesteuerter Einsatz in Kombination mit drucksenkenden Maßnahmen, zum Beispiel durch eine mehrtägige Liquordrainage, und die kontrollierte Regulierung der blutchemischen Werte sind die Voraussetzung, auch dekompensierte Kranke zum Teil erfolgreich behandeln zu können.

Literatur

ACHARD, O., et V. M. BUCHER: Courants d'action bulbaires à rythme respiratoire. Helv. physiol. pharmacol. Acta **12**, 265—283 (1954).

ADAMS, W. E.: The comparative morphology of the carotid body and carotid sinus. Springfield, Illinois: Ch. C. Thomas. 1958.

ALBERS, C., and K. PLESCHKA: Effect of temperature on CO_2-transport in Elasmobranch blood. Respiration Physiology **2**, 261—273 (1967).

ALEXANDER, J. K., H. F. SPALTER and J. R. WEST: Modification of the respiratory response to carbon dioxide by salicylate. J. Clin. Invest. **34**, 533—537 (1955).

— J. R. WEST, J. A. WOOD and D. W. RICHARDS: Analysis of the respiratory response to carbon dioxide inhalation in varying clinical states of hypercapnia and acid-base derangement. J. Clin. Invest. **34**, 511—532 (1955).

AMOROSO, E. C., J. G. BAINBRIDGE, F. R. BELL, A. M. LAWN and H. ROSENBERG: Central respiratory spike potentials. Nature (Lond.) **167**, 603—604 (1951).

— F. R. BELL and H. ROSENBERG: Localization of respiratory regions in the ovine rhombencephalon. J. Physiol. (Lond.) **113**, 2 P — 3 P (1951).

ANAND, B. K., S. DUA and G. S. CHINA: Changes in visceral and metabolic activities after frontal and temporal lobe lesions. Indian J. Med. Res. **45**, 345—352 (1957).

ANDREW, J.: Tracheotomy and management of the unconscious patient. Brit. Med. J. **4988**, 328—332 (1956).

ASMUSSEN, E., and F. CONSOLAZIO: The circulation in rest and work on Mount Evans (4300 m). Amer. J. Physiol. **132**, 555 (1941).

— and M. NIELSEN: Ventilatory response to CO_2 during work at normal and at low oxygen tensions. Acta physiol. Scand. **39**, 27—35 (1957).

— M. NIELSEN and G. WIETH-PEDERSEN: Cortical or reflex control of respiration during muscular work. Acta physiol. Scand. **6**, 168 (1943).

ASTRUP, P.: Erkennung der Störungen des Säure-Basen-Stoffwechsels und ihre klinische Bedeutung. Klin. Wschr. **35**, 749 (1957).

— K. JORGENSEN, O. SIGGAARD-ANDERSEN and K. ENGEL: The acid-base metabolism; a new approach. Lancet **1960**.

Atmungsgrößen. Abschließender Bericht der Kommission der Deutschen Gesellschaft für Innere Medizin zur Normung der Nomenklatur und der Symbole von Atmungsgrößen. Schweiz. med. Wschr. **88**, 36 (1958).

ATTWATER, H. L.: Pontine haemorrhages. Guy's Hosp. Rep. **65**, 339 (1911).

BAKER, A. B., H. A. MATZKE and J. R. BROWN: Poliomyelitis. III. Bulbar poliomyelitis; a study of medullary function. Arch. Neurol. Psychiatr. **63**, 257—281 (1950).

BARACH, A. L., J. H. MEANS and U. N. WOODWELL: The hydrogenion concentration and bicarbonate level of the blood in pneumonia. J. Biol. Chem. **50**, 413 (1922).

BARTELS, H.: Die physiologischen Grundlagen der Sauerstofftherapie. Therapiewoche 10/10, 500—504 (1959/60).

— E. BÜCHERL, C. W. HERTZ, G. RODEWALD und M. SCHWAB: Lungenfunktionsprüfungen. Berlin-Göttingen-Heidelberg: Springer. 1959.

BAUMGARTEN, R. VON: Koordinationsformen einzelner Ganglienzellen der rhombencephalen Atemzentren. Pflügers Arch. ges. Physiol. **262**, 573—594 (1956).

BAUMGARTEN, R. VON: Ein neues zentrales Substrat der nervösen Atemsteuerung in der Formatio reticularis. Klin. Wschr. **37**, 19, 1052 (1959).
— K. BALTHASAR und H. P. KOEPCHEN: Über ein Substrat atmungsrhythmischer Erregungsbildung im Rautenhirn der Katze. Pflügers Arch. ges. Physiol. **270**, 504—528 (1959/60).
— und K. P. SCHAEFER: Beitrag zur Lokalisationsfrage bulboretikulärer respiratorischer Neuronen der Katze. Pflügers Arch. ges. Physiol. **264**, 217—227 (1957).
BAUR, H.: Respiration und Kohlensäurehaushalt. Fortschritte der Prophylaxe, Diagnose und Therapie lebensbedrohlicher Störungen der Respiration des Kranken. Stuttgart: Schattauer. 1963.
BAYLEY, P.: Intracranial tumors. 2. edit. Springfield, Illinois: Ch. C. Thomas. 1948. Deutsche Übersetzung von H. B. v. WITZLEBEN, 2. Aufl. Stuttgart: F. Enke. 1951.
— and H. W. SWEET: Effects on respiration, blood pressure and gastric motility of stimulation of the orbital surface of the frontal lobe. J. Neurophysiol. **3**, 276—281 (1940).
BEECHER, H. K., and C. A. MOYER: Mechanisms of respiratory failure under barbiturate anesthesia. J. Clin. Invest. **20**, 549 (1941).
BENEDIKT: Zit. nach ROSSLER, BÜHLMANN und WIESINGER 1959.
BENETT, A. E., and A. FORTES: Meningioma obstructing the foramen magnum. Arch. Neurol. Psychiatr. **53**, 131—134 (1945).
BENZINGER, TH.: Untersuchungen über die Atmung und den Gaswechsel, insbesondere bei Sauerstoffmangel und Unterdruck, mit fortlaufend unmittelbar aufzeichnenden Methoden. Ergebn. Physiol. **40**, 1 (1938).
BERNTHAL, T.: Chemo-reflex control of vascular reactions through the carotid body. Amer. J. Physiol. **121**, 1 (1938).
BIOT, M. C.: Étude clinique et expérimentale sur la respiration des CHEYNE-STOKES. Paris: G. B. Baillière & fils. 1878. Zit. nach MAJOR 1951 und FROWEIN 1961.
BIRCHFIELD, R. I., H. O. SIEKER and N. C. DURHAM: Alterations in blood gases during natural sleep. J. Laborat. Clin. Med. **54**, 2, 216 (1959).
BLACKWOOD, W. M., T. C. DODDS and J. C. SOMMERVILLE: Atlas of neuropathology. Edinburg: E. & S. Livingstone. 1949.
BLUMBERG, M. L.: Respiration and speech in the cerebral palsied child. A. M. A. Amer. J. Dis. Child. **89**, 48—53 (1959).
BOGAERT, L. VAN: Régulation hypothalamo-hypophysaire de l'appareil circulatoire. Arch. Mal. Cœur **29**, 15—38 und 109—137 (1936).
— La mort dans les tumeurs cérébrales. Rev. neurol. **65** (1936).
BOYER, P. K., and C. V. BAILEY: Concentration of carbon dioxide in expired air in heart disease. Arch. Int. Med. **71**, 520 (1943).
BRECKENRIDGE, C. G., and H. E. HOFF: Pontine and medullary regulation of respiration in cat. Amer. J. Physiol. **160**, 385—394 (1950).
— and H. E. HOFF: Transmedullary stimulation of central respiratory mechanism in apnea. Amer. J. Physiol. **180**, 219—231 (1955).
BRODIE, D. A., and H. H. BORISON: Evidence for a medullary inspiratory pacemaker. Functional concept of central regulation of respiration. Amer. J. Physiol. **188**, 347—354 (1957).
BRODOVSKY, D., J. A. MACDONELL and R. M. CHERNIAK: The respiratory response to carbon dioxide in health and in emphysema. J. Clin. Invest. **35**, 5, 724—729 (1960).
BROWDER, J., and R. MEYERS: Observations on the behavior of the systemic blood pressure, pulse and spinal fluid pressure following cranio-cerebral injury. Amer. J. Surg. **31**, 403 (1936).

BROWDER, J., and R. MEYERS: Behavior of the systemic blood pressure, pulse rate and spinal fluid pressure associated with acute changes in intracranial pressure artificially produced. Arch. Surg. (Chicago) **36**, 1—19 (1938).

BROWN, E. B.: Physiological effects of hyperventilation. Physiol. Rev. **33**, 4, 445—461 (1953).

BROWN, H. W., and F. PLUM: The neurogenic basis of Cheyne-Stokes respiration. Amer. J. Med. **30**, 849—860 (1961).

BRUGGER, G.: Über einen fast symptomlos verlaufenden riesigen Tumor der Medulla oblongata. Zbl. Neurochir. 14/4/5, 301—304 (1954).

BÜCHER, K., und P. BÄTTIG: Zur Bedeutung der Vagi für die pulssynchrone Atmung. Helv. physiol. pharmacol. acta **18**, 219—224 (1960).

BÜCHERL, E., und G. RESSEL: Über den Einfluß von Megaphen auf die Atmung. Klin. Wschr. **34**, 430—432 (1956).

BÜHLER, F.: Über den Atemzugstyp bei Grundsatzbestimmungen. Münch. med. Wschr. **84**, 89—90 (1937).

BÜHLMANN, A.: Respiratorische Acidose und Kreislauf mit besonderer Berücksichtigung des Gehirnkreislaufs. Schweiz. med. Wschr. **90**, 7 (1960).

— CO_2-Wirkungen auf Körper-, Lungen- und Gehirnkreislauf. Anaesthesist **9**, 2, 66 (1960).

BURNS, B., and G. C. SALMOIRAGHI: Repetitive firing of respiratory neurones during their burst activity. J. Neurophysiol. **23**, 1, 27—46 (1960).

CAIRNS, H.: Disturbances of consciousness with lesions of the brain-stem and diencephalon. Brain **75**, 2, 109—146 (1952).

CAMPBELL, E. J. M.: The respiratory muscles and the mechanics of breathing. London: Lloyd-Luke (Med. Books) Ltd. 1958.

— and B. L. HOWELL: Simple rapid methods of estimating arterial and mixed venous pCO_2. Brit. Med. J. **5171**, 458 (1960).

CASTEX, M. R.: Sistema nervioso central y trastornos respiratios accesionales. Prensa med. argent. **44**, 22, 1901 (1957).

CHIARI, H.: Dtsch. med. Wschr. **1891**. Zit nach ZÜLCH 1959.

CHRISTIAN, P., MOHR, SCHRENK und ULMER: Zur Phänomenologie der abnormen Atmung beim sogenannten „Nervösen Atmungssyndrom". Nervenarzt **26**, 191—197 (1955).

CLAUSER, G.: Die Bedeutung des Atemtyps für die differentialdiagnostische Trennung einiger interner Krankheitsbilder von den entsprechenden sogenannten Organneurosen. Med. Klin. **46**, 402 (1951).

COBET, R.: Kohlensäurespannung und Wasserstoffzahl des Arterienblutes in ihren Beziehungen zum Kreislauf, insbesondere zum Blutdruck. Biochem. Z. **137**, 67 (1923).

COHEN, M. I., and S. C. WANG: Respiratory neuronal activity in pons of the cat. Amer. J. Physiol. **187**, 592 (1956).

— Respiratory neuronal activity in pons of cat. J. Neurophysiol. **22**, 33—50 (1959).

COLLIP, J. B.: The action of the HCO_3 ion and of morphine on the respiratory center. J. Physiol. **54**, 58 (1920).

COMNINOS, H.: Vegetative Symptome bei operativen Eingriffen am Zentralnervensystem. Dtsch. Z. Nervenheilk. **162**, 196—228 (1949).

COMROE, J. H.: Effects of direct chemical and electrical stimulation of respiratory center in cat. Amer. J. Physiol. **139**, 490—498 (1943).

— and C. F. SCHMIDT: Reflexes from the limbs as a factor in the hyperpnea of muscular exercise. Amer. J. Physiol. **138**, 537 (1943).

— The hyperpnea of muscular exercise. Physiol. Rev. **24**, 319 (1944).

Cormack, R. S., D. J. C. Cunningham and B. B. L. Gee: The effect of carbon dioxide on the respiratory response to want of oxygen in man. Quart. J. exp. Physiol. **42**, 303—319 (1957).

Courtice, F. C.: The effect of raised intracranial pressure on the cerebral blood flow. J. Neurol. Psychiat. **3**, 293 (1940).

Csanda, E. and A.: Experimental date on the pathology of increased intracranial pressure. I Cardio-respiratory changes with a reference to EEG. Ideggyóg. Szemle **17**, 237—250 (Aug. 1964).

Cunningham, D. J. C., R. S. Cormack, J. L. H. O'Riordan, M. G. M. Jukes and B. B. Lloyd: An arrangement for studying the respiratory effects in man of various factors. Quart. J. Exper. Physiol. **42**, 294—303 (1957).

— and B. B. Lloyd: The regulation of human respiration. The proceedings of the J. S. Haldane Centenary Symposium held in the University Laboratory of Physiology, Oxford (herausgeg. von obengen. Autoren). Oxford: Blackwell Scientific Publications. 1963.

Cushing, H.: Concerning a definite regulating mechanism of the vasomotor center which controls blood pressure during cerebral compression. Bull. Johns Hopkins Hosp. **12**, 290 (1901).

— Physiologische und anatomische Beobachtungen über den Einfluß von Hirnkompression auf den intracraniellen Kreislauf und über einige hiermit verwandte Erscheinungen. Mittl. Grenzgeb. Med. Chir. **9**, 773—808 (1902).

— The blood-pressure-reaction of acute cerebral compression. Amer. J. Med. Sc. **125**, 1017 (1903).

— Strangulation of the nervi abducentes by lateral branches of the basilar artery in cases of brain tumours. Brain, London **33**, 204 (1910).

— Tumours of the nervus acusticus and the syndrome of the cerebelle-pontine angle. Philadelphia: W. B. Saunders. 1917.

— Intracranial tumours. Springfield, Illinois: Ch. C. Thomas. 1932.

Davis, L.: The influence of decompression operations on experimentally produced Papilledema. Arch. of Surg. **12**, 1004—1030 (1926).

Déjours, P.: Chemoreflexes in breathing. Physiol. Rev. **42**, 335—358 (1962).

— Y. Labrousse et A. Taillac: J. Physiol. (Paris) **48**, 484 (1956). Zit. nach Loeschcke und Gertz.

— J. Raynaud et A. Taillac: J. Physiol. **49**, 115 (1957). Zit nach Loeschcke und Gertz.

— R. Pulchnelli, J. Armand and M. Dicharry: Concept and measurement of ventilation, sensitivity to carbon dioxide. J. applied Physiol. **20**, 800 (1965).

Delgado, J. M. R., and R. B. Livingston: Some respiratory, vascular and thermal responses to stimulation of orbital surface of frontal lobe. J. Neurophysiol. **11**, 39—55 (1948).

Dell, M. B., et J. Talairach: Inhibition respiratoire par stimulation sous-corticale chez l'homme. Rev. neurol. **90**, 275—282 (1954).

Dell, P.: Corrélations entre le système végétatif et le système de la vie de relation. Mésencéphale, diencéphale et cortex cérébral. J. Physiol. (Paris) **44**, 3, 471—557 (1952).

Delucchi, J. R.: Effects of total ventilation by obstructing blood vessels and by muscular effort. J. Aviation Med. **14**, 23 (1943).

Denny-Brown, D., and W. R. Russell: Experimental cerebral concussion. Brain **64**, 93—164 (1941).

Descotes, J., et M. Haguenauer: La trachéotomie dans ses applications neurochirurgicales. A propos de 192 observations. Lyon chirurg. **56**, 344—358 (1960).

Descotes, J., et P. Wertheimer: Données relatives à l'enregistrement respiratoire et à la mesure de la consommation d'oxygène chez les traumatisés crâniens graves. Bull. Soc. internat. chir. (Bruxelles) 17, 364—374 (1958).

Dirken, M. N. J., and S. Woldring: Unit activity in bulbar respiratory centre. J. Neurophysiol. 14, 211—225 (1951).

Dripps, R. D., and J. H. Comroe Jr.: The effect of the inhalation of high and low oxygen concentrations on respiration, pulse rate, ballistocardiogram and arterial oxygen saturation (oxymeter) of normal individuals. Amer. J. Physiol. 149, 277—291 (1947).

Duret, H.: Notes sur la physiologie pathologique des traumatismes cérébraux. Gaz. med. (Paris) 6, 5, 599, 612, 624 (1877).

Eckenhoff, J. E., and M. Heldrich: The effects of narcotics, thiopental and nitrous oxide upon respiration and respiratory response to hypercapnia. Anesthesiology 19, 240—253 (1958).

— and W. D. Ralph Jr.: The effects of promethazine upon respiration and circulation of man. Anesthesiology 18, 703—710 (1957).

Ernsting, J., and A. J. Benson: Some effects of brief profound anoxia upon the central nervous system. In: J. P. Schade and W. H. McMenemey: Selective vulnerability of the brain in hypoxaemia. A Symposion organized by the council for international organizations of medical sciences established under the joint auspices of Unesco & WHO, S. 41—45. Oxford: Blackwell scientific publications. 1963.

Euler, V., U. S. Euler and G. Liljestrand: The regulation of respiration during muscular work. Acta Physiol. Scand. 12, 268 (1946).

Evans, J. P., F. V. Kristoff, F. D. Kimbell and H. W. Ryder: Experimental and clinical observationes on rising intracranial pressure. A. M. A. Arch. Surg. 63, 107—114 (1951).

Ferris, E. B. Jr.: Objective measurement of relative intracranial blood flow in man. Arch. Neurol. Psychiat. 46, 377 (1941).

— and L. F. Nims: Electroencephalographic effects of acute increases of intracranial pressure. Arch. Neurol. Psychiat. 47, 449—453 (1942).

Fleisch, A., und P. Haab: Acta physiol. pharmacol. neerl. 6, 215 (1957). Zit. nach Loeschcke und Gertz.

Flemmer, R. J., u. a.: The metabolic effects of mechanical ventilation and respiratory alcalosis in postoperative patients. Surgery 56, 36—43 (1964).

Foerster, O., O. Gagel und W. Mahoney: Die encephalen Tumoren des verlängerten Markes, der Brücke und des Mittelhirns. Arch. Psychiat. Nervenkr. 110, 1—74 (1939).

Fox, J.: Development of recent troughts on intracranial pressure and the blood-brain-barrier. J. Neurosurg. 21, 909—967 (1964).

Fremont-Smith, F., and H. H. Merritt: Relationship of arterial blood pressure to cerebrospinal fluid pressure in man. Arch. Neurol. Psychiat. (Chicago) 30, 1309 (1933).

— and H. H. Merritt: The relationship of cerebrospinal fluid pressure to systolic blood pressure. J. nerv. ment. Dis. 78, 291 (1933).

Frowein, R. A.: Zentrale Atemstörungen bei Schädel-Hirn-Verletzungen und bei Hirntumoren. Einflüsse von Art und Lokalisation der Prozesse intracranieller Drucksteigerung und Hirnoperation auf die zentrale Steuerung der Atmung. Monogr. aus d. Gesamtgebiete der Neurologie u. Psychiatrie, herausgeg. von M. Müller-Rüffenacht, H. Spatz und P. Vogel. Berlin-Göttingen-Heidelberg: Springer. 1963. (Erweit. d. Habil.-Schr. Köln, 1961.)

GÄNSHIRT, H.: Über den zentralen Tod beim Hirntumor. Dtsch. Zschr. Nervenheilk. **166**, 247—267 (1951).
— Die Sauerstoffversorgung des Gehirns und ihre Störung bei der Liquordrucksteigerung und beim Hirnödem. Monogr. aus d. Gesamtgebiete der Neurologie u. Psychiatrie, H. 81. Berlin-Göttingen-Heidelberg: Springer. 1957.
GAGEL, O.: Ein Pons-Oblongata-Astrocytom mit ungewöhnlichem Verlauf. Nervenarzt **14**, 343—347 (1941).
— Zur Klinik und Pathologie des zentralen vegetativen Nervensystems. Dtsch. Zschr. Nervenheilk. **162**, 139—173 (1950).
GEHUCHTEN, M. P. VAN: Le mécanisme de la mort dans certains cas de tumeurs cérébrales. Rev. neurol. **65**, 702 (1936). Encéphale (Paris) **32**, 113 (1937).
GEPPERT, J., und N. ZUNTZ: Über die Regulation der Athmung. Pflügers Arch. ges. Physiol. **42**, 189 (1888).
GESELL, R.: The chemical regulation of respiration. Physiol. Rev. **5**, 551 (1925).
— The driving forces of increased breathing. Publ. Amer. Ass. Advant. Sci. No. **13**, 221—230 (1940 a).
— A neurophysiological interpretation of the respiratory act. Ergebn. Physiol. **43**, 477—639 (1940 b).
— J. W. BRICKER and C. S. MAGEE: Action potentials of the "respiratory center". Proc. Soc. exp. Biol. (N. Y.) **32**, 787—788 (1935).
— and A. B. HERTZMANN: The regulation of respiration. IV. Tissue acidity, blood acidity, and pulmonary ventilation. Amer. J. Physiol. **78**, 610 (1926).
GOLDENSOHN, E. S., R. W. WHITEHEAD, P. M. PARRY, J. N. SPENCER, R. F. GROVER and W. B. DRAPER: Studies on diffusion respiration: effect of diffusion respiration and high concentrations of CO_2 on cerebrospinal fluid pressure of anesthetized dogs. Amer. J. Physiol. **165**, 334 (1951).
GOLLWITZER-MEYER, K.: Anoxaemie und Kreislauf. Pflügers Arch. ges. Physiol. **220**, 434 (1928).
— und O. PINOTTI: Über die Nachdauer (Hysteresis) der Erregung des Atemzentrums bei Kohlensäureatmung. Pflügers Arch. ges. Physiol. **249**, 1 (1948).
GRAHAM, G. R., D. W. HILL und J. F. NUNN: Die Wirkung hoher CO_2-Konzentrationen auf Kreislauf und Atmung. Anaesthesist **9**, 70—73 (1960).
GRAY, J. S.: The derivation and certain uses of an equation relating alveolar composition to altitude. AAF School of Aviation Medicine, Research Report No. 131, 12. April 1943.
— Reference curves for alveolar composition and arterial O_2 saturation at various altitudes. AAF School of Aviation Medicine, Research Report No. 290, 15. July 1944.
— The calculation of equivalent altitudes. AAF School of Aviation Medicine, Research Report No. 291, 19. July 1944.
— Concerning the use of CO_2 to counteract anoxia. AAF School of Aviation Medicine, Research Report No. 310, 26. August 1944.
— The multiple factor theory of the control of respiratory ventilation. Science **103**, 739 (1946).
— Pulmonary ventilation and its physiological regulation. Springfield, Illinois: Ch. C. Thomas. 1950.
GROLLMANN, A.: Physiological variations of the cardiac output of man. Amer. J. Physiol. **93**, 19 (1930).
GROSSE-BROCKHOFF, F., H. REIN und W. SCHOEDEL: Über Empfindlichkeitsänderungen der Kreislaufregulationszentren im O_2-Mangel. Pflügers Arch. ges. Physiol. **245**, 440 (1942).

GROSZ, E.: Anaesthesiologische Probleme bei Operationen der hinteren Schädelgrube. Anaesthesist **14**, 297—298 (1965).
HAAB, P., F. RAMEL et A. FLEISCH: La respiration périodique lors de lassoupisse-
ment. J. Physiol. Path. gén. **49**, 190—194 (1957).
HABER, E., K. W. KOHN, S. H. NGAI, D. A. HOLADAY and S. C. WANG: Localization of spontaneous respiratory neuronal activities in the medulla of the cat:
A new location of the expiratory center. Amer. J. Physiol. **190**, 350—355 (1957).
HALDANE, J. S.: Respiration. New-Haven: Yale University Press. 1927.
— and E. P. POULTON: The effects of want of oxygen on respiration. J. Physiol.
(London) **37**, 390 (1908).
— and J. G. PRIESTLEY: The regulation of lung ventilation. J. Physiol. **32**, 225
(1905).
HARRISON, T. R., W. G. HARRISON, J. A. CALHOUN and T. P. MARSH: Congestive
heart failure. XVII. The mechanism of dyspnea on exertion. Arch. Int. Med. **50**,
690 (1932).
HARTMANN, F.: Kreislaufverhältnisse und Durchblutung des künstlich durch-
strömten Gehirnes bei erhöhter Spannung in der Schädelhöhle. Dtsch. Z. Chir.
247, 232—273 (1936).
HASENJÄGER, T., und H. SPATZ: Über örtliche Veränderungen der Konfiguration
des Gehirns beim Hirndruck (Zisternenverquellung und Verschiebung über die
Medianebene). Arch. Psychiatr. Nervenkr. **107**, 193—222 (1937).
HASSELBALCH, K. A.: Neutralisationsregulation und Reizbarkeit des Atemzentrums
in ihren Wirkungen auf die Kohlensäurespannung des Blutes. Biochem. Ztschr.
46, 403 (1912).
HASSLER, R.: Erkrankungen der Oblongata, der Brücke und des Mittelhirns. In
Handbuch der Inneren Medizin, 4. Aufl., Bd. V/3. Berlin-Göttingen-Heidelberg:
Springer. 1953.
HEBERTSON, W. H., E. P. RICHARDSON, J. H. CURRENS, D. FORTUNATE and M.
E. COHEN: Cheyne-Stokes breathing: A study (clinical, physiological, patho-
logical) of 80 cases on the role of the nervous system. Proc. of the First Internat.
Congr. of Neurological Sciences, Brussels 1957, Bd. I, S. 445—446. London-
New York-Paris: Pergamon Press.
HECK, E.: Luftfahrtmedizin **6**, 105 (1942). Zit. nach H. H. LOESCHCKE und GERTZ
(1958).
HEMMER, R.: Der Liquordruck. Untersuchungen zur Physiologie, Pathophysiolo-
gie und medikamentösen Beeinflussung der Liquordynamik. Stuttgart: G.
Thieme. 1960.
HENSCHEN, F.: Über Geschwülste der hinteren Schädelgrube, insbesondere des
Kleinhirnbrückenwinkels. Jena: G. Fischer. 1910.
HERTZ, C. W.: Theoretische Normalwerte für Lungenvolumen und Ventilations-
volumen. Verh. dtsch. Ges. inn. Med. **62**, 135 (1956).
HESS, W. R.: Das Zwischenhirn und die Regulation von Kreislauf und Atmung.
Beitr. Physiol. Hirnstamm, Teil II. Leipzig: G. Thieme. 1938.
HEYMAN, A., R. BIRCHFIELD and H. O. SIEKER: Effects of bilateral cerebral
infarction on respiratory center sensitivity. Neurology (Minneapolis) **8**, 694—700
(1958).
HEYMANS, C., et J. J. BOUCKAERT: Survie reviviscence des centres nervaux après
suspension de la circulation. Bull. Acad. Royale de Méd. **3**, 29—35 (1953).
HOFBAUER, L.: Pathologische Physiologie der Atmung. In: BETHE-BERGMANNS
Handbuch der normalen und pathologischen Physiologie, Bd. II, 337—440
(1925).

Hoff, H. E., and C. G. Breckenridge: Medullary origin of respiratory periodicity in the dog. Amer. J. Physiol. **158**, 157 (1949).
— Intrinsic mechanism in periodic breathing. Arch. Neurol. Psychiat. (Chic.) **72**, 11—42 (1954).
Hukuhara, T., S. Nakayama and H. Okada: Action potentials in the normal respiratory centers and its centrifugal pathways in the medulla oblongata and spinal cord. Jap. J. Physiol. **4**, 145—153 (1954).
Hutado, A., and H. Asle-Salazav: Arterial blood gases and acid-base balance at sea level and at high altitudes. J. appl. Physiol. **1**, 304 (1948).
Hutchinson 1846: Zit. nach Rossier, Bühlmann und Wiesinger 1958.
Hyde, J. E., and S. G. Eliasson: Brainstem induced eye movements in cats. J. comp. Neurol. **108**, 139—172 (1957).
Ishii, S., R. Hayner, W. A. Kelly and J. P. Evans: Studies of cerebral swelling. II. Experimental cerebral swelling produced by supratentorial extradural compression. J. Neurosurg. **16**, 152—166 (1959).
Ito, F., and S. Watanabe: Localization and organization of respiratory neurone in the brain-stem of the toad, with reference to activities of slow motor system. Jap. J. Physiol. **12**, 611—622 (1962).
Jefferson, G.: Bilateral rigidity in middle meningeal haemorrhage. Brit. med. J. **2**, 683—685 (1921).
— The tentorial pressure cone. Arch. Neurol. Psychiat. **40**, 857—876 (1938).
Jennet, W. B., and W. E. Stern: Tentorial herniation of the midbrain and the pupil. J. Neurosurg. **17**, 598—609 (1960).
Johnson, T. T.: Pattern of mid-brain deformity in expanding intracranial lesions. In: Modern trends in neurology (second series). D. Williams, Ed. S. 274—286. London: Butterworth & Co. 1957.
— and P. O. Yates: Tentorial herniation and mid brain deformity. A clinico-pathological study. In: Proc. second int. Congr. Neuropath. (London) Amsterdam: Excerpta Medica Foundation Pt. **1**, 329—332 (1955).
— and P. O. Yates: Clinico-pathological aspects of pressure changes at the tentorium. Acta radiol. (Stockh.) **46**, 242—249 (1956).
Kernohan, J. W., and H. W. Woltman: Incisura of the crus due to contralateral brain tumour. Arch. Neurol. **21**, 274 (1929).
Ketty, S. S., and C. F. Schmidt: The determination of cerebral blood flow in man by the use of nitrous oxyde in low concentrations. Amer. J. Physiol. **143**, 53 (1945).
— The effects of active and passive hyperventilation on cerebral blood flow, cerebral oxygen consumption, cardiac output, and blood pressure of young men. J. clin. Invest. **25**, 107—119 (1946).
— H. A. Shenkin and C. F. Schmidt: The effects of increased intracranial pressure on cerebral circulatory functions in man. J. Clin. Invest. **27**, 493 (1948).
Killian, H., und W. Weese: Die Narkose. Stuttgart: G. Thieme. 1954.
Knipping, H. W., W. Lewis und A. Moncrieff: Über die Dyspnoe. Beitr. klin. Tuberk. **79**, 1—57 (1932).
— W. Bolt, H. Valentin und H. Venrath: Normale und pathologische Physiologie der Atmung. In: Derras Handbuch der Thoraxchirurgie, Bd. 1, S. 200—266. Berlin-Göttingen-Heidelberg: Springer. 1957.
— W. Bolt und H. Valentin: Funktionelle Pathologie der Atmung. In: Handbuch der allgemeinen Pathologie, Bd. V/1, S. 325—401. Berlin-Göttingen-Heidelberg: Springer. 1961.
Kramer, K., und O. Gauer: Über die Regelung der Atmung bei Muskelarbeit. Pflügers Arch. ges. Physiol. **244**, 659 (1941).

Kovalenko, E. A., u. a.: Oxygenation of brain tissue during respiration of air and oxygen with a mixture of CO_2. Fiziol. zh. SSSR Sechenow **50**, 177—182 (1964).

Lange, L., G. Sand and G. Loszlo: Cerebral tumour presenting with hyperventilation. J. Neurol., Neurosurg. and Psychiat. **28**, 317—319 (1965).

Lazorthes, G.: La paralysie totale du III: La mydriase unilatérale dans les traumatismes crâniens est dans l'engagement temporal. Étude anatomique. Conclusions pathogéniques et pratiques. Neurochir. Praxis (Paris) **1**, 52 (1955).

Le Beau, J.: L'œdème du cerveau. Son rôle dans l'évolution des tumeurs et des abcès intra-crâniens. Paris: Créations Elbé. 1938.

Le Francois, u. a.: Study of the relations between carbon dioxide ventilatory stimuli and neurogenic ventilatory stimulus during muscular exercise in humans. Rev. Franc. Etud. Clin. Biol. **9**, 498—505 (1964).

Linderholm, H., and H. Werneman: On respiratory regulation in poliomyelitis convalescents. Acta med. scand. Suppl. **154**, 135—157 (1956).

Lindsley, D. F., and W. B. Adey: Investigations of tonic subthalamic influences on midbrain reticular excitability. Fed. Proc. **18**, 94 (1959).

Liot, F.: Les indications de la respiration artificielle chez l'adulte au cours de la maladie de Heine-Medin, du Syndrome de Guillain-Barré et de polynévrites. Therapie **12**, 853—875 (1957).

Lloyd, B. B., M. B. M. Jukes and D. J. C. Cunningham: The relation between alveolar pO_2 and the respiratory to carbon dioxide in man. Quart. J. exp. Physiol. **43**, 214—227 (1958).

Loennecken, S. J.: Die Behandlung des Respirationsapparates bei akuten Stadien der schweren Schädel-Hirn-Verletzungen. Beitr. Neurochir. **1**, 15—23 (1959).

— Erfahrungen mit der frühen Tracheotomie in der Neurochirurgie, besonders bei Schädel-Hirn-Verletzungen. Zbl. Neurochir. **19**, 314—315 (1959).

Loeschcke, G. C.: Spielen für die Ruheatmung des Menschen vom O_2-Druck abhängige Erregungen der Chemorezeptoren eine Rolle? Pflügers Arch. ges. Physiol. **257**, 349—362 (1953).

Loeschcke, H. H.: Beziehungen zwischen CO_2 und Atmung. Anaesthesist **9**, 38—46 (1960).

— und K. H. Hertz: Einfluß des O_2-Druckes in der Einatmungsluft auf die Atemtätigkeit des Menschen, geprüft unter Konstanthaltung des alveolaren CO_2-Druckes. Pflügers Arch. ges. Physiol. **267**, 460—477 (1958).

— B. Katsaros und D. Lerche: Differenzierung der Wirkungen von CO_2-Druck und Wasserstoffionenkonzentration im Blut auf die Atmung beim Menschen. Pflügers Arch. ges. Physiol. **270**, 461—466 (1960).

Loewenstein, O. von und zu: Bedeutung, Leistungsgrenzen und Fehlerquellen der Gasstoffwechseluntersuchungen. Münch. med. Wschr. **88**, 928—931 (1941).

Magnus, R.: Körperstellung. Berlin: Springer. 1924.

— und A. de Kleyn: Die Abhängigkeit des Tonus der Extremitätenmuskeln von der Kopfstellung. Pflügers. Arch. ges. Physiol. **145**, 455 (1912).

Major, R. H.: Physical diagnosis. Philadelphia und London: W. B. Saunders Comp. 1951.

Mansuy, L.: L'hypertension intracrânienne dans le tumeurs cérébrales. Lyon: BOSC Frères M. & L. Riou. 1937.

Marckwald, M.: Die Bedeutung des Mittelhirns für die Atmung. Z. Biol. **8**, 259—289 (1890).

Marie, P.: De l'engagement des amydales cérébelleuses à l'anterieur du trou occipital dans le cas où la pression intracrânienne se trouve augmentée. Rev. neurol. **8**, 252 (1900).

MARSHAL, M.: Artificial ventilation of the lungs in combined head and chest injuries. Lancet 2, 412—413 (1964).

MARSHALL, C., and L. F. NIMS: Blood pH in vivo: Effects of acids, salts, dextrose, and adrenalin. Yale J. Biol. and Med. 10, 561 (1938).

MARTEL, T. DE: Les accidents postopératoires en chirurgie cérébrale. Leur traitement. Presse méd. 86, 1449 (1930).

MEGIBOW, R. S., L. M. KARZ and M. FEINSTEIN: Kinetics of repiration in experimental pulmonary embolism. Arch. Int. Med. 71, 536 (1943).

MEYER, A.: Herniation of the brain. Arch. of Neurol. 4, 387 (1920).

MEYER, J. S.: Studies of circulation in brain injury IV ischemia and hypoxemia of the brain stem and respiratory center. EEG Clin. Neurophysiol. 9, 85—100 (1957).

MILLER, A. T.: Acclimatization to carbon dioxide. Am. J. Physiol. 129, 534 (1940).

MITCHELL, R. A., and M. N. SINGER: Respiration and cerebrospinal fluid pH in metabolic acidosis and alcalosis. J. appl. Physiol. 20, 905 (1965).

MOYER, C. A., and H. K. BEECHER: Effects of barbiturate anesthesia upon integration of respiratory control mechanisms. J. Clin. Invest. 21, 429 (1942).

NELSON, J. R.: Single unit activity in medullary respiratory centers of cat. J. Neurophysiol. 22, 590—598 (1959).

NIELSEN, M.: Untersuchungen über die Atemregulation beim Menschen. Skandinav. Arch. f. Physiol. Suppl. No. 10, 74, 87 (1936).

— Die Respirationsarbeit bei Körperruhe und bei Muskelarbeit. Skandinav. Arch. f. Physiol. 74, 299 (1936).

NOELL, W., und M. SCHNEIDER: Zur Hämodynamik der Gehirndurchblutung bei Liquordrucksteigerung. Arch. Psychiat. Nervenkr. 180, 713—730 (1948).

NOLTE, I.: Die Tracheotomie in der Neurochirurgie. Beobachtungen an 281 Fällen. Inaug. Diss. Gießen. 1965.

NOYONS, A. K.: Méthode physique pour la détermination du CO_2 dans l'air respiratoire. Arch. neerl. Physiol. 7, 488 (1922).

OBERHOLZER, R. J. H.: Zentren für Atmung und Kreislauf in der Medulla oblongata. Klin. Wschr. 35, 448—452 (1957).

OLIVECRONA, H.: In: BERGSTRAND, OLIVECRONA und TONNIS: Gefäßgeschwulste und Gefäßmißbildungen. Leipzig: G. Thieme. 1936.

OPITZ, E., und M. SCHNEIDER: Über die Sauerstoffversorgung des Gehirns und den Mechanismus von Mangelwirkungen. Ergebn. Physiol. 46, 126—260 (1950).

OSTERTAG, B.: Über raumbeengende Neubildungen im Schädel. Fortschr. Röntgenstr. 52, 329 (1935).

PEIFER, A.: Die Eigenart der kindlichen Hirntätigkeit. Leipzig: G. Thieme. 1956.

PERRET, G. E.: Experimentelle Untersuchung über Massenverschiebungen und Formveränderungen des Gehirns bei raumbeengenden Prozessen. Zbl. Neurochir. 5, 5—29 (1940).

PETERS, J. P., and D. D. VAN SLYKE: Quantitative clinical chemistry. Interpret. Baltimore: Williams and Wilkins Co. 1931.

PFLÜGER, E.: Über die Ursachen der Atembewegungen sowie der Dyspnoe und Apnoe. Pflügers Arch. ges. Physiol. 1, 61 (1868).

PIA, H. W.: Die Klinik der Schläfenlappengeschwülste. Zbl. Neurochir. 12, 217 (1952).

— Die Verquellung der Cisterna basalis und ambiens im Hirngefäßbild. Acta neurochir. (Wien) 3, 315 (1953).

— Die Mittelhirneinklemmung im Hirngefäßbild. Zbl. Neurochir. 14, 283 (1954).

— Die Schädigung des Hirnstammes bei den raumfordernden Prozessen des Gehirns. Ein Beitrag zur Pathogenese, Klinik und Behandlung der Massenverschiebungen des Gehirns. Acta neurochir. (Wien) Suppl. 4 (1957).

PIA, H. W.: Klinische Einklemmungssyndrome. Acta neurochir. (Wien) Suppl. 7, 471—483 (1961).

PICHOTKA, J.: Der Gesamtorganismus im Sauerstoffmangel. In Handbuch der allgemeinen Pathologie, Bd. IV/2, S. 497 (1957).

PITTS, R. F.: The differentiation of respiratory centers. Amer. J. Physiol. 81, 503 (1927).

— Organization of the neural mechanisms responsible for rhythmic respiration. In HOWELLS Textbook of Physiology, 15. Aufl. Philadelphia: W. B. Saunders Co. 1946.

PLUM, F., and H. W. BROWN: The effect on respiration of central nervous system disease. Ann. N. J. Acad. Sci. 109, 915 (1963).

· – and A. G. SWANSON: Abnormalities in central regulation of respiration in acute and convalescent poliomyelitis. Arch. Neurol. Psychiat. (Chicago) 80, 267—285 (1958).

— and A. G. SWANSON: Central neurogenic hyperventilation in man. Arch. Neurol. Psychiat. (Chicago) 81, 535—549 (1959).

RAHN, H., and A. B. OTIS: Amer. J. Physiol. 150, 202 (1947). Zit. nach H. H. LOESCHCKE (1958).

RAUBER-KOPSCH: Lehrbuch der Anatomie, Abteilung 5, Nervensystem, S. 443, 7. Auflage. Leipzig: G. Thieme. 1907.

RECHNITZER, E.: Über Dissoziation der Atmung, den Singultus und seine Beziehung zur Atmung. Wien. Arch. inn. Med. 14, 353—376 (1927).

REID, W. L., and W. V. CONE: The mechanism of fixed dilatation of the pupil resulting from ipsilateral cerebral compression. J. Amer. med. Ass. 112, 2030 bis 2034 (1939).

RIEGEL, F.: Die Atembewegungen. Eine physiologisch-pathologische Studie. Würzburg: Stubers Buchhandlung. 1873. Zit. nach FROWEIN.

RIESSNER, D., und K. J. ZÜLCH: Über die Formveränderungen des Gehirns bei raumfordernden Prozessen. Dtsch. Zschr. Chir. 253, 1 (1940).

ROBERTSON, W. G., u. a.: Physiologic response to increased oxygen partial pressure. II. Respiratory studies. Aerospace Med. 35, 618—622 (1964).

ROSENTHAL, J.: Athembewegungen und Innervation derselben, in L. HERRMANNS Handbuch der Physiologie, Leipzig. 1880.

ROSSIER, P. H., A. BÜHLMANN und K. WIESINGER: Physiologie und Pathophysiologie der Atmung, 2. Aufl. Berlin-Göttingen-Heidelberg: Springer. 1958.

ROUGHTON, F. J. JR.: In: Hdbk. of Physiology Sect. 3, Respiration 1, 767 (herausgeg. v. W. O. FENN und H. RAHN), (Amer. Physiol. Soc., Washington. 1964).

RUF, H.: Experimentelle, über Stunden dauernde Verlängerung des Elektrokrampfes durch Sauerstoff und Kreislaufmittel. Nervenarzt 21, 109—113 (1950).

— Experimentelle Untersuchungen über Krampfverlängerung durch Sauerstoff und Adrenalin: Dauerkrämpfe nach einmaliger elektrischer Reizung oder Cardiazolgabe. Arch. f. Psychiatr. u. Neurol. 87, 97 (1951).

— Über die Beeinflussung experimenteller epileptischer Anfälle. Nervenarzt 22, 437—451 (1951).

RYDER, H. W., F. F. ESPEY, E. J. PENKA, A. ROSENAUER, B. PODOLSKY and J. P. EVANS: 1. Influence of change in cerebral blood flow on the cerebrospinal fluid pressure. 2. Modification of effect of cerebral blood flow on cerebrospinal fluid pressure by variations in craniospinal blood volume. 3. Effect of changes in systemic venous pressure on cerebrospinal fluid pressure. Arch. Neurol. Psychiat. (Chicago) 68, 165—179 (1952).

SALMOIRAGHI, G. C., and R. VON BAUMGARTEN: Intracellular potentials from respiratory neurones in brain-stem of cat and mechanism of rhythmic respiration. J. Neurophysiol. **24**, 203—218 (1961).
— and B. D. BURNS: Localization and patterns of discharge of respiratory neurones in brain-stem of cat. J. Neurophysiol. **23**, 2—13 (1960 a).
— and B. D. BURNS: Notes on mechanism of rhythmic respiration. J. Neurophysiol. **23**, 14—26 (1960 b).
SAPIRSTEIN, L. A.: Measurement of the cephalic and cerebral blood flow fractions of the cardiac output in man. J. clin. Invest. (Boston) **41**, 1429—1435 (1962).
SCHADE, J. P., and W. H. MCMENEMEY: Selective vulnerability of the brain in hypoxaemia. A symposion organized by the council for international organizations of medical sciences. Established under the joint auspices of Unesco & WHO. Oxford: Blackwell scientific publications. 1963.
SCHIEFER, W., und W. TÖNNIS: Serienangiographische Untersuchungen als Ergänzung der Hirndurchblutungsmessung nach KETY. Zbl. Neurochir. **14**, 88 (1954).
SCHMIDT, C. F.: Influence of cerebral blood flow on respiration. Amer. J. Physiol. **84**, 202 (1928).
— The reflex regulation of respiration, in Macleod's Physiology in Modern Medicine, 9th Ed. St. Louis: C. V. Mosby & Co. 1941.
SCHNEIDER, E. C., and R. W. CLARKE: Studies on muscular exercise under low barometric pressure. I. The consumption of O_2 and the O_2 debt. Amer. J. Physiol. **74**, 334 (1925).
SCHNEIDER, M., und W. SCHROEDEL: Neuere Methoden der Spirographie und Spirometrie. In ABDERHALDEN, Handbuch biologischer Arbeitsmethoden, Bd. IV/13, S. 835—941. Berlin: Urban & Schwarzenberg. 1937.
SCHOPP, R. T.: Couplet periodic breathing. Response to high carbon dioxide and high and low oxygen. Science **132**, 3432, 957—958 (1960).
SCHULZE, A.: Seltene Verlaufsformen epiduraler Hämatome. Zbl. Neurochir. **17**, 40—47 (1957).
SEEGER, W.: Periodische Atemformen bei raumfordernden intracraniellen Prozessen. Neurochirurgenkongreß Hamburg, 24. bis 26. 9. 1964.
SEEVERS, M. H.: Narcotic properties of carbon dioxide. New York State J. Med. **44**, 597 (1944).
SHOCK, N. W., and A. B. HASTINGS: Characterization and interpretation of displacements of the acid-base balance. J. Biol. Chem. **112**, 239 (1935).
— and M. H. SOLEY: Effect of oxygen tension of inspired air on respiratory response of normal subjects to carbon dioxide. Amer. J. Physiol. **130**, 777 (1940).
SIGGAARD-ANDERSEN, O.: The acid base status of the blood. Copenhagen: Munksgaard. 1964.
SINGER, R. B., and A. B. HASTINGS: An improved clinical method for the estimation of disturbances of the acid-base balance of human blood. Medicine (Baltimore) **27**, 223—242 (1948).
— and A. B. HASTINGS: Acid-base values. In P. L. ALTMAN, J. F. GIBSON and C. C. WANG: Handbook of respiration. London. 1958.
STAEHELIN, R.: Die Erkrankungen der Trachea, der Bronchien, der Lungen und der Pleura. In V. BERGMANN-STAEHELIN, Handbuch der Inneren Medizin, Bd. 2/2. Berlin: Springer. 1930.
STEEGMANN, A. T.: Primary pontile hemorrhage with particular reference to respiratory failure. J. nerv. ment. Dis. **114**, 35—65 (1951).
STERN, W. E.: Studies in experimental brain swelling and brain compression. J. Neurosurg. **16**, 676—698 (1959).

SUGAR, O., and R. W. GÉRARD: Anoxia and brain potentials. J. Neurophysiol. **1938**, 558—572.

TAKAGI, K., and T. NAKAYAMA: Respiratory dischange of the pons. Science **128**, 120 (1958).

TALBERT, O. R., J. H. CURRENS and M. É. COHEN: Cheyne-Stokes-respiration. Trans. Amer. neurol. Assoc., 79 meeting, 226—228. Richmond, Virg.: W. Bird Press. 1954.

TARLOV, J. M., and A. GIANCOTTI: Acute increased intracranial pressure: an experimental-clinical study adding diagnosis. Trans. Amer. neurol. Ass. **81**, 118—121 (1956).

— A. GIANCOTTI and A. RAPISARDA: Acute intracranial hypertension. Experimental-clinical correlations. Arch. Neurol. (Chicago) **1**, 3—18 (1959).

TER BRAAK, J. W. G., und F. KRAUSE: Syringo-bulbie mit Mißbildungen des Cerebellums, zugleich ein Beitrag zur Automatie der Atmung. Z. ges. Neurol. Psychiat. **138**, 238—262 (1932).

THAUER, R., und G. PETERS: Wärmeregulation nach operativer Ausschaltung des Wärmezentrums. Pflügers Arch. ges. Physiol. **239**, 483 (1937).

— und G. PETERS: Wärmeregulation ohne Hypothalamus. Verh. dtsch. Ges. inn. Med. **1937**, 188.

THELEN, D.: Behandlungsergebnisse und Prognose schwerer Schädel-Hirn-Verletzungen im Erwachsenenalter. Diss. Köln 1962.

THOMPSON, R. K., and S. T. MALINA: Dynamic axial brain-stem distorsions mechanism explaining the cardio-respiratory changes in increased intracranial pressure. J. Neurosurg. **16**, 664—675 (1959).

TÖNNIS, W.: Aseptische Arachnoiditis nach Hirnoperationen. Langenbecks Arch. klin. Chir. **186**, 375 (1936).

— Die Entstehung der intracraniellen Drucksteigerung bei Hirngeschwülsten. Arch. klin. Chir. **193**, 669 (1938).

— Zirkulationsstörungen bei krankhaftem Schädelinnendruck. Z. ges. Neurol. Psychiat. **167**, 462—465 (1949).

— Die Entstehung der intrakraniellen Drucksteigerung bei Hirngeschwülsten. Langenbecks Arch. klin. Chir. **193**, 667—672 (1939).

— Die Chirurgie des Gehirns und seiner Häute. In KIRSCHNER-NORDMANN, Die Chirurgie, 2. Aufl., Bd. 2. München: Urban & Schwarzenberg. 1945.

— Klinische Beobachtungen bei zentralen Störungen der Kreislaufregulation. I.Neurochirurgenkongr.Freiburg 1949.Dtsch.Z.Nervenheilk.**162**,175—184(1950).

— Pathophysiologie und Klinik der intracraniellen Drucksteigerung. In OLIVECRONA und TÖNNIS, Handbuch der Neurochirurgie, Bd. I/1, S. 304—445. Berlin-Göttingen-Heidelberg: Springer. 1959.

— und R. A. FROWEIN: Die Versorgung frischer Kopfverletzungen. Wien. med. Wschr. **106**, 933—937 (1956).

— und F. MARGUTH: Kreislaufstörungen des Zentralnervensystems. Acta neurochir. (Wien) Suppl. **7** (1961).

— und W. SCHIEFER: Zirkulationsstörungen des Gehirns im Serienangiogramm. Berlin-Göttingen-Heidelberg: Springer. 1959.

UGRUYMOV, V. M.: Respiratorische Störungen, ihre Frühdiagnose und Behandlung bei Patienten mit Gehirntumoren. Excerpta med. Washington, Int. Congr. Ser. **36**, E. 151 (1961).

VERZAR, F.: Dauerakklimatisation an große Höhen. Bull. schweiz. Akad. med. Wiss. **7**, 26 (1951).

VIAULT, F.: Augmentation du nombre des globules rouges chez les habitants des hauts plateaux de l'Amérique du Sud. C. R. Acad. Sci. (Paris) **111**, 917 (1890).

Vincent, C., M. David et F. Thièbaut: Le cone de pression temporal dans le tumeurs des hemisphères cérébraux. Rev. neurol. **65**, 536 (1936).
— et M. Rosier: A propos de la hernie temporale; du danger de la ponction lombaire dans les tumeurs du cerveau. Sem. Hôp. Paris **23**, 747, 748 (1947).
Vossschulte, K.: Die postoperativen Lungenkomplikationen ohne Berücksichtigung der Tuberkulose. Langenbecks Arch. klin. Chir. **288**, 328 (1958).
Wassner, U. J.: Der einseitige CO_2-Rückatmungstest und seine Bedeutung für die Operationsindikation bei doppelseitigen Lungenprozessen. Thoraxchirurgie **5**, 71 (1957).
— Ursache und Behandlung der postoperativen Lungenkomplikationen. Münch. med. Wschr. **102**, 590 (1960).
— Die untere Leistungsgrenze der Lunge. In: Die Tuberkulose und ihre Grenzgebiete in Einzeldarstellungen, Bd. 12. Berlin-Göttingen-Heidelberg: Springer. 1961.
— Neue Gesichtspunkte für die Behandlung der akuten Ateminsuffizienz. Langenbecks Arch., Kongreßbericht 1962 b.
— und H. L'Allemand: Die Tracheotomie zur Behandlung der postoperativen Ateminsuffizienz. Chirurg. **29**, 342 (1958).
Wertheimer, P., R. Fontaine et J. Dechaume: Hémorragie cérébrale et hypertension artérielle expérimentales. Déductions thérapeutiques. Ann. anat. path. **10**, 1034 (1933).
— et Ph. Frieh: La valeur séméiologique de l'hypertension artérielle dans les traumatismes crâniens. Presse méd. **6**, 99 (1935).
— M. Jouvet et J. Descotes: A propos du diagnostic de la mort du système nerveux. Dans les comas avec arrêt respiratoire traités par respiration artificielle. Presse med. **67**, 3, 87—88 (1959).
Williams, D., and W. G. Lennox: The cerebral blood flow in arterial hypertension, arteriosclerosis and high intracranial pressure. Quart. J. Med. **8**, 185 (1939).
Winterstein, H.: Die Regulierung der Atmung durch das Blut. Pflügers Arch. ges. Physiol. **138**, 167 (1911).
— Die Reaktionstheorie der Atmungsregulation. Pflügers Arch. ges. Physiol. **187**, 293 (1921).
— Die chemische Steuerung der Atmung. In Ergebn. d. Physiol. biol. Chemie und exper. Pharmakologie, Bd. 48, 330—528. Berlin-Göttingen-Heidelberg: Springer. 1955.
— Probleme der Atemfunktion im Lichte neuerer Forschung. Pflügers Arch. ges. Physiol. **268**, 16—17 (1958).
Wittaker, J.: Extradural hematoma of the anterior fossa. J. Neurosurg. **17**, 1089—1092 (1960).
Woldring, S.: Unit-activiteit in het centrale zenuwstelsel. Proefschrift Rijksuniversiteit Groningen 1950.
Wyke, B.: Brain function and metabolic disorders. The neurological effects of changes in hydrogen ion concentration. London: Butterworths. 1963.
Wyss, O.: Die Organisation des Atmungszentrums. Vschr. naturforsch. Ges. (Zürich) **100**, 171—181 (1955).
— Respiration. Ann. Rev. Physiol. **25**, 143—164 (1963).
— Die nervöse Steuerung der Atmung. Ergebn. d. Physiol., Biol. Chemie u. experim. Pharmakol. Berlin-Göttingen-Heidelberg: Springer. 1964.
Zülch, K. J.: Störungen des intracraniellen Druckes. Die Massenverschiebungen und Formveränderungen des Hirns bei raumfordernden und schrumpfenden Prozessen und ihre Bedeutung für die klinische und röntgenologische Diagnostik. In Olivecrona und Tönnis, Handbuch d. Neurochirurgie, Bd. I/1, 208—303. Berlin-Göttingen-Heidelberg: Springer. 1959.